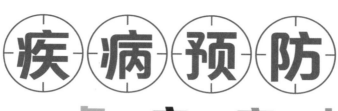

疾病预防

先除 虚、实、寒、热

徐　峰　主编

吉林科学技术出版社

图书在版编目（CIP）数据

疾病预防先除虚、实、寒、热 / 徐峰主编 . -- 长春：
吉林科学技术出版社 , 2020.9
ISBN 978-7-5578-6383-8

Ⅰ . ①疾… Ⅱ . ①徐… Ⅲ . ①养生（中医）Ⅳ .
① R212

中国版本图书馆 CIP 数据核字（2019）第 299337 号

疾病预防先除虚、实、寒、热
JIBING YUFANG XIAN CHU XU、SHI、HAN、RE

主　　编　徐　峰
出 版 人　宛　霞
责任编辑　孟　波　穆思蒙
装帧设计　百事通
制　　版　上品励合（北京）文化传播有限公司
幅面尺寸　170 mm×240 mm
开　　本　16
印　　张　15
字　　数　290 千字
印　　数　1-6 000 册
版　　次　2020 年 9 月第 1 版
印　　次　2020 年 9 月第 1 次印刷

出　　版　吉林科学技术出版社
发　　行　吉林科学技术出版社
地　　址　长春市福祉大路 5788 号出版大厦 A 座
邮　　编　130118
发行部电话 / 传真　0431-81629529　81629530　81629531
　　　　　　　　　　81629532　81629533　81629534
储运部电话　0431-86059116
编辑部电话　0431-81629517
印　　刷　长春百花彩印有限公司

书　　号　ISBN 978-7-5578-6383-8
定　　价　49.90 元

前言

我为什么总是"上火"，口干舌燥、口腔溃疡、牙痛、脾气暴躁？

我为什么动不动就生病，感冒、发热、头痛隔三岔五地找上门来？

我为什么比别人更怕冷，即使夏天都手脚冰凉？

……

以上现象在门诊中经常遇到，也是很多患者问我的问题，如果用中医来分析这些现象，就变得非常简单了——其实，这些都是虚、实、寒、热惹的祸！也就是说，人体很多疾病都是由这四种因素导致的。

虚就是指人体正气不足，实是指人体过于盛满，寒、热多指外来六淫之邪气，亦有因人体失调而内生之寒热，也是对人体有伤害的致病因素。《黄帝内经》中有"正气存内，邪不可干""邪之所凑，其气必虚"，意思是说，人体正气充足，邪气不易侵入机体，也就不会发生疾病，而邪气之所以能够侵犯人体，一定是因为正气已经虚弱了。所以说，要想不得病，首先要把正气补足了，其次是把实、寒、热等"邪"祛除掉。

本书就是从虚、实、寒、热的角度出发，让大家了解它们各自的致病特点，告诉读者如何补虚、泻实、祛寒、清热，维持身体健康；以及当身体出现疾病后，应该如何对症调治。

希望本书的内容能给大家的日常保健带来帮助，当正气充足，虚、实、寒、热等外邪被清掉以后，疾病也就远离你了。

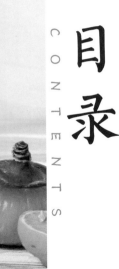

目录
CONTENTS

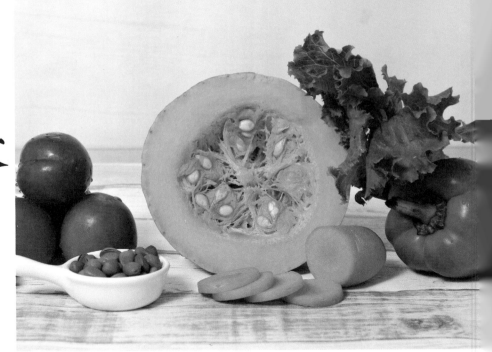

CHAPTER 2 虚要补：如何把身体亏掉的阴阳气血补回来 \ 23

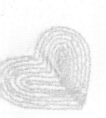

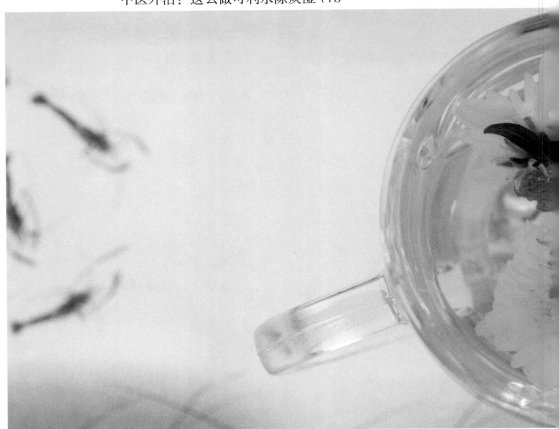

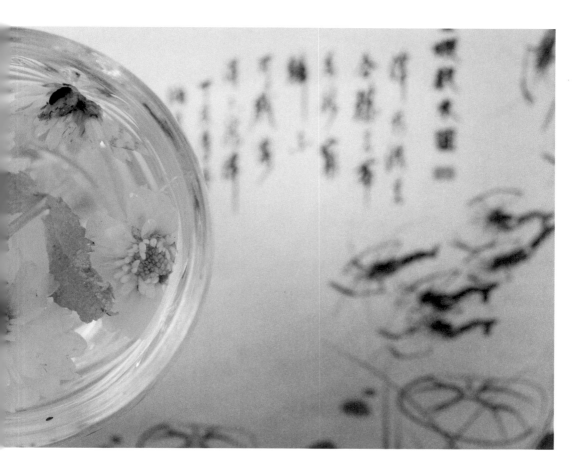

CHAPTER 1

很多疾病
都是由虚、实、寒、热导致的

　　人吃五谷杂粮，没有不生病的。感冒、咳嗽、头痛、失眠、胃痛、便秘、腹泻、关节炎等都是生活中很常见的疾病。它们是怎么来的？为什么会有这么多疾病呢？中医认为，很多疾病都是由虚、实、寒、热导致的，正气虚，邪气盛，人才会生病。所以，这一章着重介绍这四种致病因素的特点，知己知彼，才能对症调治。

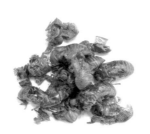
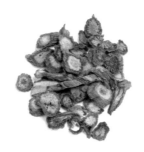
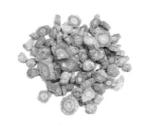

虚、实、寒、热
都是什么，有什么特点

◎ 虚

在中医里，虚就是指人体正气不足或正气虚弱。有人要问了，那正气又是什么呢？具体来说，人体的精、气、津、液、血以及脏腑之气、经脉之气等，都属于正气的范畴，这些物质和非物质的东西不管是哪一方面或哪几个方面亏虚，都是正气的亏虚。所以，我们常说的虚证，其实就是对人体正气虚弱各种临床表现的病理概括，临床上又分为阳虚、阴虚、气虚、血虚四种证型。

○ 阳虚

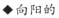 病例回顾：

刘女士，从小就怕冷，一年四季手脚冰凉，冬天更明显。衣服总比别人穿得多，夏季也不敢吹空调，背部、上腹部、腿脚尤其怕冷。吃饭喝水总喜欢热的，吃或喝凉的东西总会感到不舒服。小便清长，大便不成形。

阴阳平衡

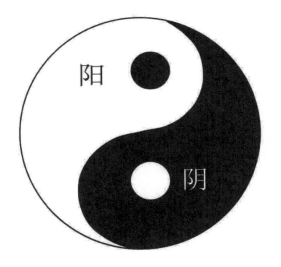

◆ 向阳的
◆ 外向的
◆ 乐观的
◆ 明亮的
◆ 向上的
◆ 温热的
◆ 运动的

◆ 背阴的
◆ 内守的
◆ 悲观的
◆ 晦暗的
◆ 向下的
◆ 寒冷的
◆ 静止的

像刘女士这种情况就是典型的阳气虚。阳气不足，身体失于温煦，就会出现这一系列的畏寒症状。讲阳虚之前，我们先要弄清什么是"阳"。

阳和阴是相对而言的：比如，有些人不怕冷，特别抗冻，冬天穿个薄毛衣也不冷；而有些人就特别怕冷，总是穿得很多。通常遇到这种情况，我们都会说那些不怕冷的人"有火力""火力壮"，说那些怕冷的人"没火力"。其实，在中医学中，大家口中说的"火力"是指一个人的阳气，"火力壮"就是说这个人阳气旺。

为什么会把阳气和火联系起来呢？中医认为，人的生命是靠阳气来推动的，阳气犹如自然界的太阳，给人体提供热能。所以，一旦人体内的阳气不足了，也就是虚了，这时人体的第一感觉就是冷、手脚冰凉，到了冬天更会手冷过肘、足冷过膝，有的还会出现面色苍白、完谷不化（指大便中夹杂未消化的食物）、精神不振、大便溏薄、小便清长等虚寒症状。

阳虚的人没了火力，又哪来的活力呢？所以，所谓的阳虚，就是指一个人体内的阳气不足或虚弱，阴气比较旺盛所导致的各种病理现象。

另外，阳虚可见于多个脏腑，具体表现也有所不同。

阳虚证共同症状	阳虚证	病因病机	症候
畏寒怕冷，四肢不温，完谷不化，精神不振，舌淡而胖或有齿痕，脉象沉细，等等	心阳虚	心主血脉，主神志。心阳不足，则心之生理功能就会减退，血行不畅会形成血瘀、凝聚而阻滞心脉；精神、意识和思维活动也会减弱，不易兴奋	精神萎靡、神思衰弱、反应迟钝、迷蒙多睡、懒言声低、形寒肢冷、面色苍白或青紫、心胸憋闷、刺痛等
	脾阳虚	脾主运化。脾阳不足，则脾失健运，机体的消化吸收功能便因之而失常	食欲不振、恶心呃逆、大便稀溏、嗳腐吞酸等
	肺阳虚	肺主气，主宣肃。肺阳不足，则影响气的生成及卫气的宣发，使卫阳不固	咳嗽气短、呼吸无力、声低懒言、痰如白沫等
	肾阳虚	肾主水液，主一身之阳。若肾阳不足，则气化失权，出现水液代谢障碍；脏腑失于温煦，功能减退	腰膝酸软、小便频数或小便不通、性功能衰退等

○ 阴虚

── 病例回顾：──

　　陆女士，特别容易疲惫，但到了晚上却还睡不好觉，翻来覆去睡不着，平时性格也比较急躁，总感觉口干舌燥。医生看了她的舌象，发现她整个舌头都是鲜红的，几乎没有舌苔。

　　很明显，这是典型的阴虚。所谓阴虚，就是指由于体内阴液不足，不能滋润，不能制阳、敛阳所导致的一种证候。

　　什么是阴液呢？中医认为，阴液泛指体内一切富有营养的液体，如血液、汗液、精液、唾液等，或指脏腑的阴精。一个人要是体内阴液不足了，身体会变得干燥失润，甚至出现各种热象，如手脚心发热、颧红、皮肤干燥或起皱、口干舌燥、喜欢喝冷饮、眼睛干涩、大便干结等。正所谓"阴虚则内热"，而这些热象症状就是判定一个人是不是阴虚的依据。

阴虚证共同症状	阴虚证	病因病机	症候
口燥咽干、午后潮热、五心烦热、盗汗、颧红、舌红少津、脉细数	肝阴虚	肝藏血。肝阴虚使肝失濡润，阴不制阳，虚热内扰	头晕眼花、双眼干涩、视力减退，或胁肋隐隐灼痛等
	心阴虚	心主血脉。心之阴液不足，不能濡养本脏，虚热内扰	失眠、多梦、心悸、健忘、虚烦，或心烦怔忡、头晕目眩等
	脾阴虚	脾为阴脏。主运化，若阴液不足，濡养失职，则运化无力	饮食减少、口淡乏味、食后腹胀、消瘦倦乏、大便干结、小便短赤等
	肺阴虚	肺主宣肃。肺阴亏虚，肺失濡养，布散水液的功能减退，而导致虚热内生	咳嗽无痰或痰少而黏、形体消瘦，甚则痰中带血、声音嘶哑等
	肾阴虚	肾藏精，为人体阴液的根本。肾脏阴液不足，滋养和濡润功能减弱，使虚热内生	头晕耳鸣、腰膝酸痛、失眠多梦，男子兼见遗精，女子经少或经闭等
	胃阴虚	胃喜润而恶燥，以降为顺。胃阴不足，虚热内生，热郁于胃，气失和降	胃脘隐痛、饥不欲食、大便干结，或脘痞不舒，或干呕等

○ 气虚

病例回顾：

李先生，35岁，总感觉身上没劲儿，连说话都很小声儿，上下楼梯更是气喘吁吁。每到换季的时候就感冒，感冒后很不容易好，给人的总体感觉就是很虚弱。

李先生的情况就是比较典型的气虚。气虚，简单地说，就是气不足了，气不够用了，并由此引起一系列病理变化及证候。人体内各脏腑器官、组织等都是依靠气来维持正常生理活动的。当气不足了，气的推动、温煦、防御、固摄、气化等功能都会减退，也就无法维持我们身体正常的生理功能了。这时，人体就会暴露出一系列的衰弱症状，比如头晕眼花、心慌气短，尤其是在活动后，这种现象更为明显，而且不愿意说话、说话没劲、声音低微，面色苍白，常常会感觉疲倦乏力，经常出虚汗，胃口也不好，比别人更容易感冒，等等。

另外，气虚还可导致脏腑功能减退，从而表现出一系列脏腑虚弱的征象，比如心气虚、脾气虚、肺气虚、肾气虚等。

病因病机	气虚证	气虚证共同症状	症候
心主血脉。心气亏虚，不能鼓动血脉，亦不能养神	**心气虚**	面色苍白，头晕目眩，少气懒言，精神萎靡，全身倦怠乏力，语声低微，易出虚汗，舌淡脉弱，等等	心悸、气短、多汗，劳累时会加重，神疲体倦等
脾主运化。脾气虚弱，不能运化水谷精微，气血生化乏源	**脾气虚**		面色萎黄、饮食减少、食后胃脘不舒、形体消瘦、大便溏薄等
肺主气。肺气亏虚，肺功能减弱，肺失宣肃	**肺气虚**		短气自汗、声音低怯、咳嗽气喘、胸闷，易感冒，甚至水肿、小便不利等
肾主纳气。肾气亏虚，肾的纳气功能减退，摄纳无权	**肾气虚**		眩晕健忘、腰膝酸软、小便频数而清，女性白带清稀等

○ 血虚

— 病例回顾：—

　　有位女士半年前难产，因出血较多，以后经常感觉头晕、疲倦，还失眠，没有力气，吃得也少。她自己说做什么事情都是无精打采的，感觉工作都难以胜任了。同时脸色苍白，怕风，怕冷，比别人要多穿一层衣服，去医院又检查不出任何疾病，这让她很苦恼。

　　这种情况就是很明显的血虚。血虚是指脏腑、经脉由于血液生成不足或血的濡养功能减退而呈现的一种病理状态。众所周知，血液含有人体所需要的各种营养物质，对全身各脏腑、组织起着营养作用，也是人体各项功能活动的物质基础。

　　那血是怎么来的呢？在中医看来，血的生成是一个非常复杂的过程，既有先天肾精的作用，也与后天的饮食密切相关。人摄取食物，经脾胃消化吸收生成水谷精微，再上输心脉赤化而变成血液，然后以脾胃配合心、肝、肾等脏腑的共同作用来完成滋养全身的任务。可见，血液的生成既要有饮食中的水谷精微作为生

血虚证共同症状	血虚证	病因病机	症候
面色淡白，口唇和指甲色淡，眼睑色淡，舌质淡，脉细	肝血虚	肝藏血生血。肝血亏虚，使濡养功能减退或失常	眩晕、多梦、肢体麻木、手足震颤，或视力减退，或色盲，或女性月经量少、色淡或闭经等
	心血虚	心主血脉。主神志，心血亏虚，失于濡养，使精神意识、思维活动失常	心悸怔忡、健忘、失眠多梦、头昏眼花等
	脾血虚	脾主运化。主升清，若血液亏虚，则脾失于濡养，运化、升清功能减弱	面色萎黄、食欲减退、消化不良、体倦乏力、心悸、气短、健忘、失眠等
	肾精血亏虚	肾主藏精。肾精亏虚，精不化血，失于濡养，则功能减退	眩晕耳鸣、腰膝酸软、记忆力减退、早衰，男子性功能减退，女子月经量少、延期甚至闭经、不孕等

血的原料，还要依赖于脏腑的生化功能，所以中医有句话叫"血难成而易亏"，是说血生成比较难，如果不注意，就很容易亏虚。而且，血虚是在不知不觉中发生的，并没有非常明显的症状。比如，一开始可能是身体容易感到疲劳，工作和学习的时候很难集中精神，在进行体育活动时耐力变差，然后可能会出现面色淡白、唇色和指甲淡白无华、头晕目眩、肢体麻木、健忘、心悸怔忡、失眠多梦、皮肤干燥、头发枯焦或早白、女子月经不调等诸多症状。

血虚和贫血是一回事吗？

血虚和贫血是有区别的，不能一概而论。"血虚"是中医学中的证名，是对头晕眼花、手足发麻、面色苍白和萎黄、妇女月经量少、失眠等一系列症状的总概括，但未必有血象的异常。而"贫血"是西医中的病名，是指人体循环血液中单位容积内血红蛋白、红细胞数和血细胞比容低于正常值的病理状态，患者也会有面色苍白或萎黄、唇甲和眼睑淡白等"贫血貌"，还可能有头晕眼花、心慌、气短、食欲缺乏等症状。也就是说，血虚不一定贫血，但贫血一定存在血虚。

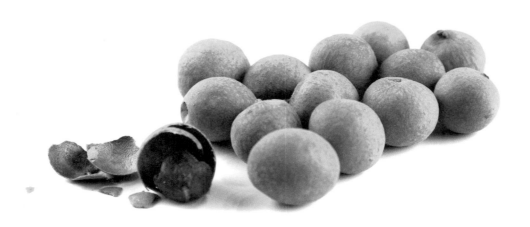

⊙ 实

中医对所谓"虚实"的定义，其实就是指邪气与正气的盛衰。前面讲了，虚是指正气虚弱，那么，实就是指邪气亢盛。当亢盛的邪气侵袭人体，正邪相搏所产生的比较激烈的病理反应，就是实证。根据病因，实证又有外感实证和内伤实证之分。

实证	病因	临床表现
外感实证	外邪（六淫、疫疬、虫毒等）侵袭肌表，正气与之抗争，引起腠理闭塞所致	发热恶寒，头身疼痛，无汗，脉浮紧，等等
内伤实证	脏腑功能失调，气化障碍，产生水、湿、痰、饮、滞气、瘀血、宿食等病理产物，停积体内所致	发热，腹胀痛拒按，胸闷，烦躁，甚至神志不清，胡言乱语，呼吸气粗，痰涎壅盛；大便秘结，或下痢，里急后重；小便不利，淋沥涩痛；脉实有力，舌质苍老，舌苔厚腻；等等

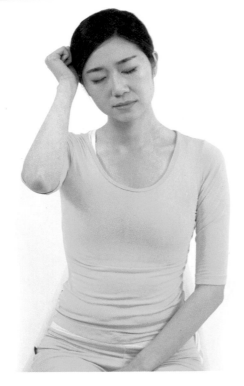

随着外邪性质的差异，致病的病理产物的不同，人体也会产生不同的证候表现，这里我们着重介绍导致内伤实证的滞气、水、湿、痰、饮、瘀血、宿食等病理产物性病因，让大家对实邪致病有一个更全面的了解。

外邪入侵，人体也会出现头疼一类的实证。

○ 滞气

病例回顾：

　　李女士，29岁，近期因为家庭琐事情绪不畅，总是心情抑郁，干什么都没心情，也吃不下饭，勉强吃了也胀胀地不消化，经前乳房胀痛，痛经，经期有血块，晚上睡不好，失眠多梦。

　　这种情况就是滞气的典型表现，是由于肝郁气滞、血脉瘀阻导致的。滞气，也叫郁气、结气等，是一种继发致病因素，即滞气本身是一种病理产物，同时又在人体内作为病因，进一步引起脏腑功能失调，引发疾病。

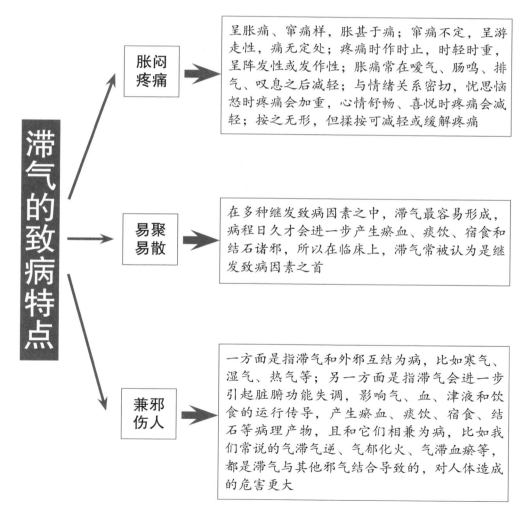

滞气的致病特点

胀闷疼痛 → 呈胀痛、窜痛样，胀甚于痛；窜痛不定，呈游走性，痛无定处；疼痛时作时止，时轻时重，呈阵发性或发作性；胀痛常在嗳气、肠鸣、排气、叹息之后减轻；与情绪关系密切，忧思恼怒时疼痛会加重，心情舒畅、喜悦时疼痛会减轻；按之无形，但揉按可减轻或缓解疼痛

易聚易散 → 在多种继发致病因素之中，滞气最容易形成，病程日久才会进一步产生瘀血、痰饮、宿食和结石诸邪，所以在临床上，滞气常被认为是继发致病因素之首

兼邪伤人 → 一方面是指滞气和外邪互结为病，比如寒气、湿气、热气等；另一方面是指滞气会进一步引起脏腑功能失调，影响气、血、津液和饮食的运行传导，产生瘀血、痰饮、宿食、结石等病理产物，且和它们相兼为病，比如我们常说的气滞气逆、气郁化火、气滞血瘀等，都是滞气与其他邪气结合导致的，对人体造成的危害更大

○ 水湿痰饮

— 病例回顾：—

　　赵女士，产后一年了，体重一直没降下来，尤其肚子很大，肉肥松软，检查四肢都有水肿。她说吃得不多，有时候晚饭都不吃，可就是瘦不下来，而且总感觉很困倦，浑身没劲儿。

　　像她这种肥胖，其实不是饮食的问题，而是体内的痰湿在作怪。什么是痰湿呢？具体来说，痰、湿不是一回事儿，与它们类似的有四种，即水、湿、痰、饮，它们都属于机体津液代谢障碍所形成的病理产物，是津液在体内停滞形成的。这些病理产物一经形成便作为新的致病因素作用于机体，导致脏腑功能失调而引起各种复杂的病理变化。

◇ 水湿痰饮之间的关系

　　水湿痰饮之间既有区别又有联系。先说联系，这四者都属于阴邪，都是津液代谢障碍停留于体内的病理产物，一般认为湿聚为水，积水成饮，饮凝成痰，也就是湿→水→饮→痰这样的变化，所以，在临床上水湿痰饮不能截然分开，常以"水湿""水饮""痰湿""痰饮"等统称。但它们也有很明显的区别，我们通过一个表格来了解一下：

阴邪	形质	停留部位
湿	是水气弥散于人体组织中的一种状态，其形质不如痰、饮、水明显	多呈弥散状态布散全身，易困阻脾土，一般无明显的异形异物，以头重如裹或四肢酸重为主要症状表现
水	质地清澈澄明	多溢于肌表，以头面、四肢或全身水肿为特点
饮	质地清稀	多停留于肠胃、胸胁、胸膈、肌肤等脏腑组织的间隙或疏松部位
痰	质地稠浊	皮肉筋骨、经络脏腑无处不到，致病范围广泛，症状变化多端，为全身性疾病

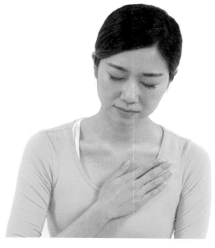

水湿痰饮一旦阻滞于
胸部，很容易引发胸
闷、咳嗽等不适。

◇ 水湿痰饮的致病特点

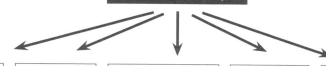

水湿痰饮

阻碍经脉气血运行	阻滞气机升降出入	影响脏腑的水液代谢功能	易于蒙蔽清窍	症状复杂，变化多端

出现肢体麻木、屈伸不利，甚至半身不遂等，或者形成瘰疬、痰核、阴疽、流注等症状

出现胸闷、咳嗽、喘促、恶心、呕吐等症状

出现胸闷气短、咳喘痰多、咳清稀痰，或脘痞腹胀、食欲减退、泛恶欲呕、口不渴、四肢水肿等症状

出现头昏目眩、精神不振、胸闷心悸、神志不清、胡言乱语等症状

全身各处均可出现，无处不到，与五脏之病均有关系，其临床表现也十分复杂，在不同的部位表现出不同的症状，变化多端

○ 瘀血

病例回顾:

　　张女士，36岁，每逢月经前都腹痛难忍，只有用热水袋敷肚子，才会感觉舒服点。经血量少，色黯有块，曾间断服用中药1年，未见明显效果。问诊后得知，她平时比较怕冷，尤其在冬天，更是手脚冰凉，大便干结难下。

　　张女士的这种痛经就是由瘀血导致的，寒凝血脉、瘀滞不通而产生疼痛。所谓"瘀"，就是血液停积，不能活动的意思。所以，瘀血就是指因血行失度，使机体某一局部的血液凝聚而形成的一种病理产物，这种病理产物一经形成，就成为某些疾病的致病因素而存在于体内。

　　瘀血形成之后，不仅失去正常血液的濡养作用，而且阻碍全身或局部血液的运行，使人体产生许多新的病证，其临床表现的共同特点可概括为以下几点:

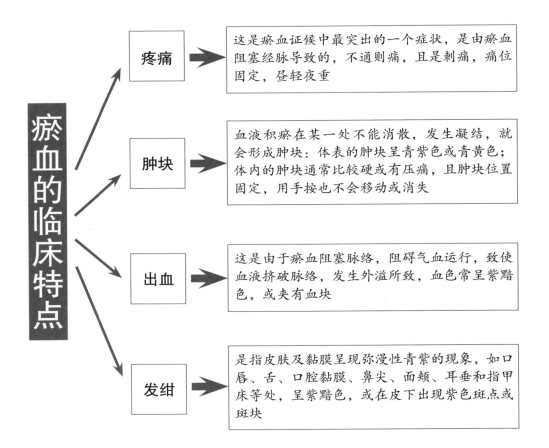

瘀血的临床特点

疼痛 → 这是瘀血证候中最突出的一个症状，是由瘀血阻塞经脉导致的，不通则痛，且是刺痛，痛位固定，昼轻夜重

肿块 → 血液积瘀在某一处不能消散，发生凝结，就会形成肿块:体表的肿块呈青紫色或青黄色;体内的肿块通常比较硬或有压痛，且肿块位置固定，用手按也不会移动或消失

出血 → 这是由于瘀血阻塞脉络，阻碍气血运行，致使血液挤破脉络，发生外溢所致，血色常呈紫黯色，或夹有血块

发绀 → 是指皮肤及黏膜呈现弥漫性青紫的现象，如口唇、舌、口腔黏膜、鼻尖、面颊、耳垂和指甲床等处，呈紫黯色，或在皮下出现紫色斑点或斑块

○ 宿食

病例回顾：

　　莉莉今年3岁，最近吃饭特别不好，有点食欲不振，总是吃几口就说不想吃了，怎么哄都不吃。妈妈摸摸莉莉的肚子，感觉总是鼓鼓的，不像没有吃饱。

　　从症状上看，莉莉这是典型的宿食表现。宿食，又称"宿滞""食积"或"伤食"，它也是一种继发致病因素，食物停滞在胃肠过久，就会生热、生痰、生湿，从而进一步影响脏腑功能，产生种种病变，比如发热、咳嗽、便秘、腹泻、睡眠不安、脾气暴躁、小儿夜啼等。

　　体内有宿食的表现有很多，主要有以下几点：

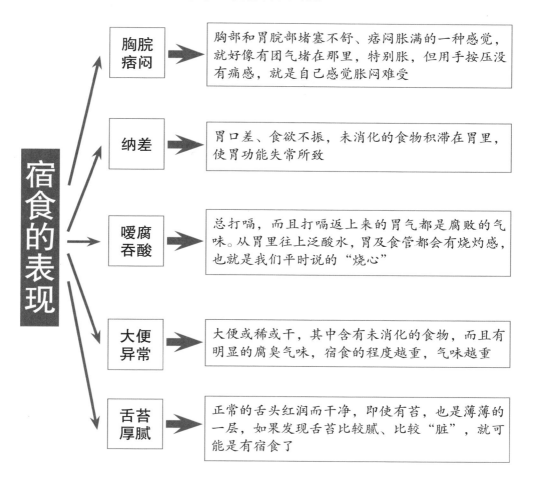

宿食的表现		
	胸脘痞闷	胸部和胃脘部堵塞不舒、痞闷胀满的一种感觉，就好像有团气堵在那里，特别胀，但用手按压没有痛感，就是自己感觉胀闷难受
	纳差	胃口差、食欲不振，未消化的食物积滞在胃里，使胃功能失常所致
	嗳腐吞酸	总打嗝，而且打嗝返上来的胃气都是腐败的气味。从胃里往上泛酸水，胃及食管都会有烧灼感，也就是我们平时说的"烧心"
	大便异常	大便或稀或干，其中含有未消化的食物，而且有明显的腐臭气味，宿食的程度越重，气味越重
	舌苔厚腻	正常的舌头红润而干净，即使有苔，也是薄薄的一层，如果发现舌苔比较腻、比较"脏"，就可能是有宿食了

◉ 寒

在中医里，寒是指寒气，是冬季的主气，也是冬季中的主要致病因素，所以冬季多寒病。但是，如果在其他季节，由于气温骤降，防寒保温不够，人体也会感受寒邪而生病。

由寒邪导致的证候就叫寒证，由于引起寒证的病因、病机不同，临床上有外寒和内寒之分。

○ 外寒

病例回顾：

李女士，25岁，从事户外工作，不小心受了凉，发热，浑身发冷，后脑袋疼，连带脖子转动不灵活，身体酸痛，流清鼻涕，食欲很差，自己买了感冒药吃了，但效果不明显，来院就诊。

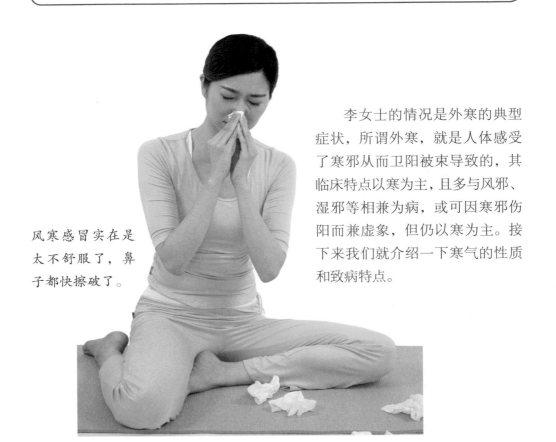

风寒感冒实在是太不舒服了，鼻子都快擦破了。

李女士的情况是外寒的典型症状，所谓外寒，就是人体感受了寒邪从而卫阳被束导致的，其临床特点以寒为主，且多与风邪、湿邪等相兼为病，或可因寒邪伤阳而兼虚象，但仍以寒为主。接下来我们就介绍一下寒气的性质和致病特点。

◇ **寒易伤阳**

寒气是一种阴邪，最容易损伤人体的阳气。因寒邪侵袭的人体部位不同，又分为伤寒、中寒。

类型	病因病机		临床表现
伤寒	寒邪侵袭体表，卫阳被束，人体失于温煦		恶寒、发热、无汗、打喷嚏、流清鼻涕、打寒战、头痛、浑身酸痛、骨节疼痛、脉浮紧等
中寒	寒邪直中于里，伤及脾胃、肺、心、肾等脏腑的阳气，使相应脏腑的生理功能减退或下降，身体局部出现明显的寒象	伤及脾胃，使脾胃纳运升降功能失常	吐泻清稀、脘腹冷痛等
		肺脾受寒，使脾运化、肺宣肃功能失常	咳嗽喘促、痰液清稀或水肿等
		寒伤脾肾，使脾肾温运气化功能失常	畏寒肢冷、腰脊冷痛、尿清便溏、水肿、腹腔积液等
		寒入少阴（心肾），使心肾阳气衰微，肾气失养，周身失于温煦，心肾升降、气化功能失常	恶寒蜷卧、手足厥冷、下利清谷、小便清长、精神萎靡、脉微细等

◇ **寒性凝滞**

寒气有凝滞的特点。凝滞，就是凝结阻滞的意思。人体内的气血津液是周流全身、循环不息的，但就像寒冬时节水会结冰一样，人体的经络气血在受到寒气侵袭时也会凝结阻滞不通畅。不通则痛，所以，寒邪致病的一个重要特征就是疼痛，比如胀痛、刺痛、酸痛、窜痛、冷痛等各种疼痛，而且这些疼痛遇到温热会减弱，遇到寒冷会加重。当然，由于寒气侵犯的部位不同，所以症状也各异，比如寒邪侵犯肌表时，我们常会感觉头部、关节剧痛，或肩颈背、腰腿、肌肉酸痛；寒邪侵犯脏腑的话，则会出现心胸、胃脘、腹部冷痛或绞痛。

注意啦！ 寒气导致的病证都会有疼痛的症状，但是疼痛不一定就是寒气导致的，这一点在辨证时大家要注意。

◇ 寒性收引

收引，就是收缩牵引的意思，寒性收引是指寒邪具有收引拘急的特性。就像物质会热胀冷缩一样，人体的毛孔、筋脉遇到寒气侵袭也会收缩。比如寒邪侵袭肌表，会使毛孔收缩，人会发热、怕冷，但没有汗，所以中医治疗风寒感冒的时候就要解表发汗，通过汗液把寒气排出去；寒邪侵袭人体，可使气机收敛，腠理（指皮肤等的纹理和皮下肌肉的空隙）闭塞，经络筋脉收缩而挛急，比如大小腿转筋、静脉曲张等；如果寒邪侵袭关节，则会使关节拘急挛缩作痛、屈伸不利或身体僵硬，不能自主行动。

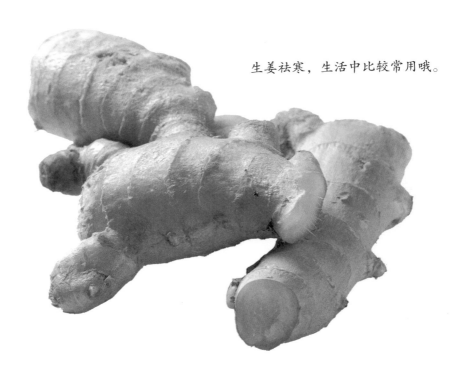

生姜祛寒，生活中比较常用哦。

○ 内寒

—— 病例回顾：

　　刘先生，40岁，胃脘疼痛病史5年，形体消瘦，身体总感觉疲倦乏力，食欲差，吃完腹胀不消化，脘腹部温暖或按揉时疼痛减轻，大便溏薄不成形，观察舌苔，发现舌淡、苔薄白。

　　刘先生的情况就是典型的脾胃虚寒，是内寒的一种脏腑表现。所谓内寒，其实就是指寒从中生，多是由于阳气亏虚，阴寒内盛，机体失于温煦而导致的，主要是心、脾、肾阳气衰微，其中又以脾肾的关系最为密切。中医认为，脾为后天之本，气血生化之源，脾阳能达于肌肉四肢；肾为先天之本，肾阳为人身诸阳之本，能温煦全身脏腑组织。因此，脾肾阳气虚衰，则温煦失职，人体就容易出现虚寒之象。

　　内寒的临床特点是虚而有寒，以虚为主，也就是说虚象比寒象更为显著，具体到脏腑，又有不同的脏腑表现。

脏腑寒证	内寒的临床特点	症候
心虚寒证	·冷：畏寒、四肢不温、手脚冰凉等	心悸心慌、心胸憋闷疼痛、失眠多梦、心神不宁等
脾虚寒证	·白：面色苍白、舌淡苔白 ·稀：分泌物和排泄物质地清稀，如痰液稀白、小便清长、大便稀薄等 ·静：精神不振、喜静、喜卧、萎靡懒动等	食欲不振、恶心呃逆、大便稀溏、嗳腐吞酸等
肾虚寒证	·润：舌润、口不渴	腰膝酸软、小便频数清长、阳痿早泄、性功能衰退等

　　注意啦！ 外寒和内寒不仅有区别，还是相互联系、相互影响的：寒邪侵犯人体，积久不散，必会损伤人体阳气，最终导致阳虚内寒；而素体阳虚的人，抵御外邪的能力低下，容易外感寒邪而致病。所以，中医在治疗寒证的时候，通常都会综合考虑，对症治疗。

☉ 热（火）

在中医里，热为六淫之一，失于常度也是一种邪气。因为火为热之源，热为火之性，火与热，其本质都是阳气盛，所以临床上往往把火、热混称。由热邪导致的症状就叫热证，因病因、病机不同，又分为外热和内热。

○ 外热

> **病例回顾：**
>
> 小晨，4 岁，因为发热来医院就诊。检查发现，她面色发红，咳嗽，有黄痰，扁桃体有点肿，鼻塞，鼻涕发黄，舌苔有点黄，总是想喝水，说嗓子疼。

像小晨这种情况就是外热的典型表现。外热由外感温热、风热之邪，使人体阳热过盛所致，临床表现为初起发热重、恶寒轻、头痛、脉浮，继而壮热、烦渴、脉洪数等，其总体致病特点如下：

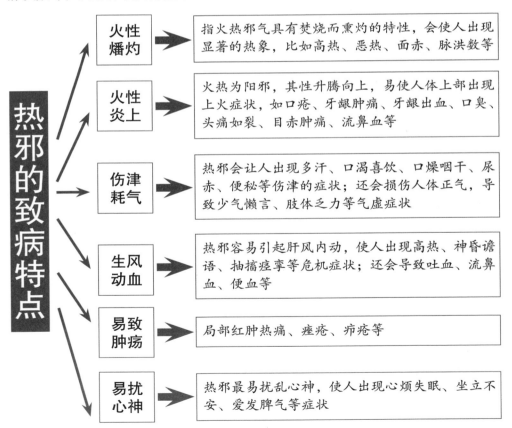

热邪的致病特点

- **火性燔灼** → 指火热邪气具有焚烧而熏灼的特性，会使人出现显著的热象，比如高热、恶热、面赤、脉洪数等

- **火性炎上** → 火热为阳邪，其性升腾向上，易使人体上部出现上火症状，如口疮、牙龈肿痛、牙龈出血、口臭、头痛如裂、目赤肿痛、流鼻血等

- **伤津耗气** → 热邪会让人出现多汗、口渴喜饮、口燥咽干、尿赤、便秘等伤津的症状；还会损伤人体正气，导致少气懒言、肢体乏力等气虚症状

- **生风动血** → 热邪容易引起肝风内动，使人出现高热、神昏谵语、抽搐痉挛等危机症状；还会导致吐血、流鼻血、便血等

- **易致肿疡** → 局部红肿热痛、痤疮、疖疮等

- **易扰心神** → 热邪最易扰乱心神，使人出现心烦失眠、坐立不安、爱发脾气等症状

○ 内热

病例回顾：

　　孙先生，40岁，最近时不时会头晕、心烦、失眠，有时候到了凌晨两三点才迷迷糊糊地睡着，好不容易睡着了，有点小动静就又醒了，一晚上醒好几次。白天没精神，而且眼涩，还有点疼，口干咽干。

　　孙先生的情况就是典型的内热导致的。内热，又称内火，即火热内生，根据病理表现有虚实之分。

内热	典型症状	脏腑辨证	症候
实火	病势急速，病程较短，患者多表现为壮热、面赤、口渴喜冷、小便黄赤、大便秘结，甚至会出现狂躁、昏迷、舌红、苔黄燥、脉洪数等症状	心实火	舌尖红，长口疮，心烦易怒，失眠，健忘，等等
		肝胆实火	目赤肿痛，头痛，烦躁易怒，胁肋窜痛，口苦，尿赤涩痛，等等
		胃实火	口臭，口苦，口渴，喜凉食，牙龈肿痛或出血，舌边或口腔黏膜溃疡，脘腹灼热，总想吃东西或者什么也吃不下
		肺实火	鼻腔干燥热烘，口干渴，咽喉肿痛，咳黄痰，易生痤疮，等等
虚火	病势缓慢，病程较长，患者有明显的阴虚内热之证，热象比实火缓和一些，伤津不显著，如五心烦热、午后颧红、失眠盗汗、口燥咽干、眩晕、耳鸣、舌红少苔、脉细数等	心虚火	口唇、舌尖红，舌干苔很少或无苔，口干，心烦失眠，多梦易醒，等等
		肝虚火	眼睛干涩，口干，舌干，咽燥，胁肋隐隐灼痛，等等
		胃虚火	胃脘隐隐灼痛，口渴喜饮，总觉得饿却又吃得少，干呕，消瘦乏力，小便短少，大便干也可能不干，等等
		肺虚火	鼻腔、口腔、舌头、咽喉都很干，嗓子也疼，声音嘶哑，干咳无痰或少痰，痰黏不易咳出，皮肤干燥，等等

虚、实、寒、热
总是互为因果，互结为病

在临床上，往往并不是单纯的"虚证、实证、寒证、热证"，这四种情况常常互为因果，交互作用，使人体出现更为复杂的病证。

比如阳虚：阳虚则生寒。而寒邪客于经脉之中，又会使血脉运行凝涩不畅，导致血瘀；血瘀则会阻滞气机运行，产生滞气；滞气既可以与寒、热等外邪互结，形成寒气、热气，损伤阳气或阴津，导致阳虚或阴虚，又会使脏腑、经络功能发生障碍，影响气、血、津液和饮食的运行传导，导致水湿痰饮、瘀血、宿食等实邪的发生；而水湿痰饮、瘀血、宿食这些实邪又会成为新的致病因素……如此循环往复，互为因果，互结为病，如不及时调治，病证会越来越复杂，对身体的危害也越大。

为了方便大家理解，我画了一个简单的示意图，大家可以看一下虚、实、寒、热的关系：

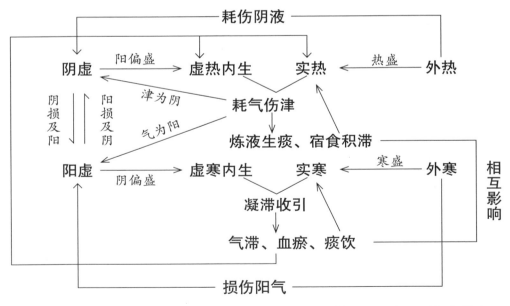

上面这个图画得是个大概的情况，临床上的实际情况比这个还要复杂得多，所以，当我们的身体不管出现虚、实、寒、热任何一种情况，都不能掉以轻心，及时调治，才能避免更大的伤害。

身体出现虚、实、寒、热了，该怎么办

⊙ 虚要补

中医讲"虚则补之"，即当身体的阴、阳、气、血亏虚了，就要及时补虚，阴虚补阴，阳虚补阳，气虚补气，血虚补血。简单地说，就是缺什么补什么。补虚的方法，我们会在第二章中详细介绍。

在补虚的过程中，有些人从中受益了，但有些人不仅没达到补益效果，反而让身体越来越差，为什么呢？这就是补得不对了。补虚要有章法，不能乱补，那到底应该怎么补呢？

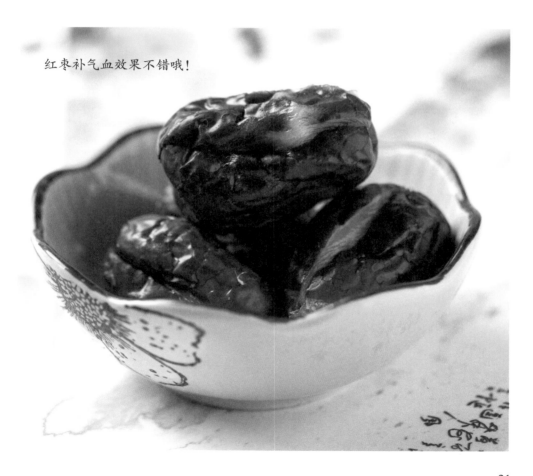

红枣补气血效果不错哦！

○ 分清到底属于哪种虚证

在补虚之前，一定要明确自己的身体到底是属于哪种虚证，然后再采用适宜的食疗方、药膳或中医外治法。不能盲目地跟风，看别人补什么你也跟着补什么，这是不对的，结果很可能是人家补好了，你补坏了。

○ 补虚有地域差异

在进补时，要结合当地的气候特点，选择不同属性的食物，比如北方冬季是干冷的，就适合吃一些温热且滋阴防燥的食物，避免食用辛辣燥烈的食物；而南方多雨，冬季是湿冷的，所以南方人进补时就应多吃一些温燥辛辣的食物来祛寒湿。

○ 适合的才是最好的

在补虚的时候，并不是越贵重的食物或药物，补益效果就越好。比如人参是大补元气的药材，如果你气虚，用人参补气就适合，身体也会越补越好；可如果你气不虚，还用人参来补的话，就会使气太盛了，你可能会感觉浑身燥热、流鼻血等。所以，补虚不一定是用贵的，但一定是用对的。

◉ 实要泻

中医说"实则泻之"。就是说邪实的疾病所表现出来的是实象，需要使用攻邪泻实类的药物对症治疗。实证有痰、瘀、食、虫等实的不同，所以有祛痰、逐瘀、消导、驱虫等不同的治疗方法。具体方法我们会在第三章中详细介绍。

◉ 寒要祛

当人体受了寒邪侵袭或体内有了内寒时，就要祛寒。祛寒的方法中医说是"寒者热之"，就是说寒性的疾病所表现出来的是寒象，就需要使用温性的药物或方法对症治疗。在祛寒时要注意，外寒和内寒的祛除方法是不一样的，具体方法我们会在第四章中详细介绍。

◉ 热要清

与寒相反，当身体有了热象，那就要清了，中医讲"热者寒之"，就是热性的疾病所表现出来的是热象，需要使用寒性的药物或方法对症治疗。当然，热也有外热和内热之分，具体方法我们会在第五章中详细介绍。

CHAPTER 2

虚要补：如何把身体亏掉的阴阳气血补回来

《黄帝内经》中有"正气存内，邪不可干""邪之所凑，其气必虚"。正因为人体内正气亏虚，百病才会乘虚而入，所以，为了避免生病，当身体的阴阳气血亏虚时，就要赶紧调补。方法只要得当，就能将身体亏掉的阴阳气血补回来。

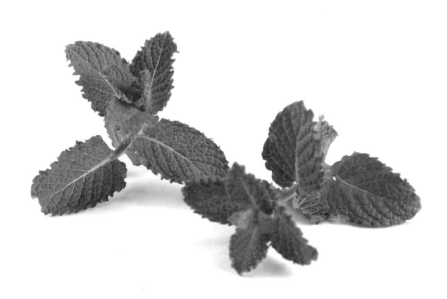

阳虚的人如何扶阳

典型症状：畏寒、面色苍白、四肢不温、大便溏薄、完谷不化、小便清长、精神不振、舌淡而胖或有齿痕、脉象沉细等。

易引发的病证：感冒、心悸、失眠、眩晕、食欲不振、便秘、泄泻、男子阳痿或早泄、女子不孕及痛经等。

治疗原则：温补阳气。

◉ 你为什么会阳虚

先天不足，禀赋虚弱

房事不节，纵欲过度，使肾气亏损

年龄渐老，阳气日渐衰弱

劳倦过度或长期熬夜，耗损正气

阳虚的原因

久病、大病失于调养

长期贪食寒凉之物，损伤人体阳气

长期惊恐不安，损伤肾脏

环境过于阴湿寒冷，损伤阳气

◉ 食疗内调：这么吃最养阳

○ 养阳应遵循的饮食原则

●多吃温补阳气的食物，比如核桃、栗子、羊肉、虾仁、韭菜等。

●多吃温补脾胃的食物，比如大枣、桂圆、糯米、鸡肉等。

●忌食各种生冷寒凉的食物，比如生冷瓜果、冷饮、螃蟹、绿豆、绿茶、冰棍等。

○ 最值得推荐的 N 种补阳食物

补阳食物	补阳功效	注意事项
韭菜	又名起阳草，性温，味甘、辛，归肝、肾、胃经，具有补肾温阳、止汗固涩、固精等功效，用于阳痿、遗精、盗汗、尿频等证	阴虚火旺、有眼病和胃肠虚弱者均应少食
核桃	性微温，归心、肝、肺、大肠经，具有补肾温肺、润肠通便的作用，用于肾阳不足、精神萎靡、腰膝冷痛、尿频等证	腹泻、阴虚火旺者忌服
羊肉	性温，味甘，归脾、肾二经，具有补肾壮阳、暖中祛寒、温补气血的功效，用于肾虚腰痛、形瘦怕冷、病后虚寒、产后大虚等证	暑天或发热、牙痛、水肿及热证患者慎食
海虾	性温，味甘、咸，归肝、肾、脾经，具有补肾壮阳、养血固精的功效，用于肾虚阳痿、遗精早泄、男子不育、筋骨疼痛、身体虚弱等证	过敏性疾病患者、有宿疾者或正值上火之时不宜食用
海参	性温，味咸，归心、肝、肾经，具有补肾益精、养血润燥的功效，用于虚劳羸弱、气血不足以及肾阳不足所导致的阳痿、遗精、小便频数等证	急性肠炎、菌痢、感冒、咳痰、气喘、出血兼有瘀滞及湿邪阻滞者忌食

○ 最值得推荐的 N 种补阳中药

补阳中药	补阳功效	用法用量	注意事项
锁阳	味甘，性温，归肝、肾、大肠经，能补肾阳、益精血，适用于肾阳虚导致的阳痿、遗精、腰膝酸软等证	5～9克，水煎，煲汤，煮粥，入丸、散或熬膏	阴虚火旺、大便稀溏及泄泻者忌服
淫羊藿	味辛、甘，性温，归肝、肾经，为补命门、益精气、强筋骨、补肾壮阳之要药，常用于治疗男子阳痿不举、滑精早泄、尿失禁及女子不孕等证	3～9克，水煎，煲汤，泡酒，熬膏或入丸、散	阴虚火旺、阳强易举者忌服
杜仲	味甘，性温，归肝、肾经，有温肾壮阳的功效，用于肾阳虚所致的畏寒肢冷、便秘、腰酸、小便失禁等证	6～9克，水煎，煲汤，泡茶，泡酒或入丸、散	阴虚火旺者慎服
益智仁	味辛，性温，归脾、肾经，具有温肾固精、温脾开胃的功效，用于肾阳不足、下元虚冷、遗精、夜尿频繁等证	3～9克，水煎，煲汤，煮粥或入丸、散	阴虚火旺及有湿热者忌服
肉桂	又名桂皮，味辛、甘，性大热，归肾、脾、心、肝经，具有温补肾阳、引火归元的功效，用于肾阳不足所致的阳痿遗精、痛经、面赤足冷、虚寒吐泻等证	1～4.5克，水煎，煲汤或入丸、散	阴虚火旺、出血证患者及孕妇忌用
肉苁蓉	味甘、咸，性温，归肾、大肠经，有补肾、益精、润燥、滑肠之功效，用于肾虚阳痿、女子不孕、带下、腰膝冷痛等证	6～9克，水煎，煲汤，煮粥或入丸剂	心虚气胀、胃弱便溏、阴虚火旺者忌服

○ 养阳必备食疗方

苁蓉益智羊肉粥

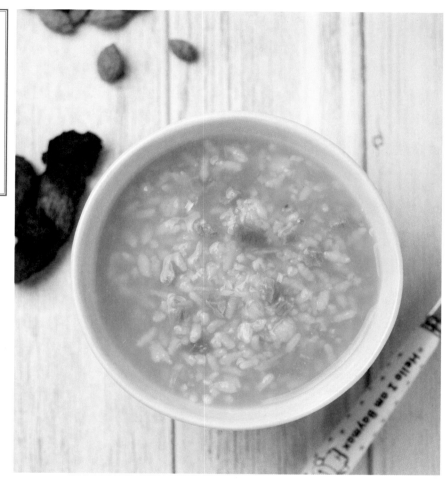

◆原料 肉苁蓉、益智仁各9克，精羊肉60克，大米50克，生姜、葱白、盐各适量。

◆做法 1.将肉苁蓉、益智仁一起放入锅中，加水煎煮20分钟，去渣取汁，备用。

2.羊肉洗净，切丁；生姜、葱白洗净，切细；大米淘净。

3.将大米、羊肉一起放入药汁中煮粥，将熟时，放入葱白、生姜、盐，继续煮至熟即可。

◆用法 最宜冬季服食，每日1剂，早晚服食。

◆功效 补肾助阳，健脾益胃，润肠通便。可用于肾阳虚衰所致的阳痿遗精、早泄、女子不孕、腰膝冷痛、恶寒怕冷、手脚冰凉、小便频数、夜间多尿及老人阳虚便秘等。

◉ 中医外治：这么做最养阳

○ 打通督脉，振奋一身阳气

督脉在背部，背为阳，六条阳经都与督脉交会于大椎，这说明督脉对全身阳经脉气有统率、督促的作用，所以，打通督脉对振奋一身阳气至关重要，而打通督脉最好的方法就是艾灸。艾灸时，可以艾灸背部的整条督脉，也可以选取督脉上的百会穴、大椎穴、命门穴来重点艾灸。

●定位取穴

百会穴：位于头顶正中线与两耳尖连线的交叉处。取穴时，正坐，两手拇指分别按住两耳尖处，两手食指直上在头顶相连处取穴

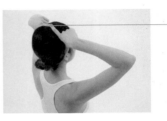

百会穴

大椎穴：位于第7颈椎棘突下凹陷中。取穴时，正坐低头，用手可摸到脖子后方最突出的一块骨头，就是第7颈椎，该处下方的空隙处即是

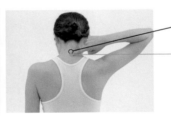

突出的骨头

大椎穴

命门穴：位于腰部，第2腰椎棘突下。取穴时，从肚脐处水平绕腰腹一周，与后正中线交点，按压有凹陷处即是此穴

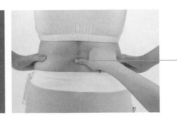

命门穴

●艾灸方法

用艾条分别灸百会穴、大椎穴、命门穴，每穴每次灸15分钟左右，每天灸1次，10次为1个疗程。

灸百会

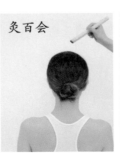

灸大椎

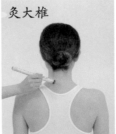

灸命门

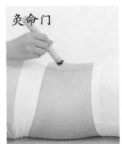

○ 艾灸任脉上的温阳穴，让阳气充足起来

关元、神阙、气海是任脉上的三个温阳穴位。其中关元穴为先天之气海，是男子藏精、女子藏血的地方；神阙穴与诸经百脉相通；气海穴则如同元气的海洋。艾灸它们可以培补元气，让体内的阳气充足起来。

●定位取穴

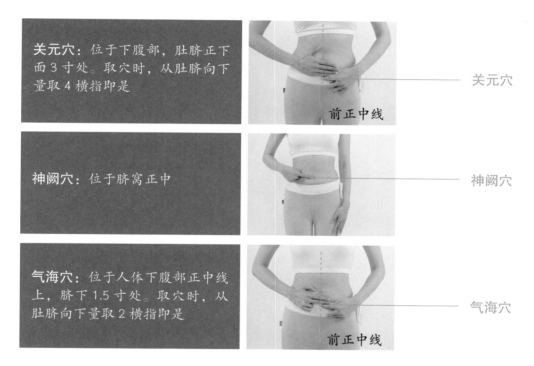

关元穴：位于下腹部，肚脐正下面3寸处。取穴时，从肚脐向下量取4横指即是
前正中线
关元穴

神阙穴：位于脐窝正中
神阙穴

气海穴：位于人体下腹部正中线上，脐下1.5寸处。取穴时，从肚脐向下量取2横指即是
前正中线
气海穴

●艾灸方法

点燃艾条后，对准穴位，保持2～3厘米的距离，以感到温热舒适能耐受为度，避免烫伤。每次灸5～10分钟，每天灸1次，连灸10次为1个疗程。全年可不定时灸3～5个疗程，秋冬季节施灸效果更佳。

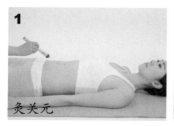

灸关元

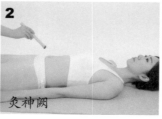

灸神阙

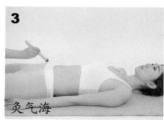

灸气海

○ 动则生阳，经常运动养阳气

中医认为，动则生阳，所以阳气虚的人要多出去走走，多参加户外运动，身体动起来了，体内的阳气就能被调动起来，人才会充满生机和活力。大家可以根据个人喜好、体力强弱来选择运动方式，像散步、慢跑、瑜伽、太极拳、五禽戏、八段锦、球类活动、健身操等，都是不错的养阳运动。只是在运动的时候，要注意不要大汗淋漓，运动量以微微出汗最为适合，出汗太多，也会损伤人体正气。

这里给阳虚的人介绍一套简易的体操，每天清晨起床前，做一遍这套体操，对提升阳气很有帮助。具体做法如下：

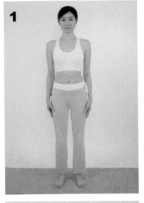
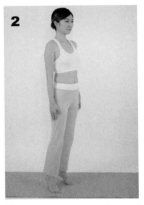
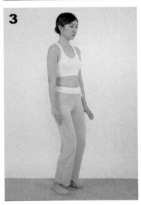
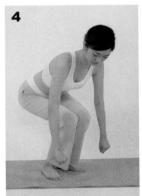
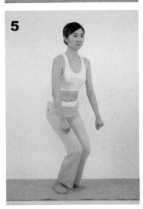
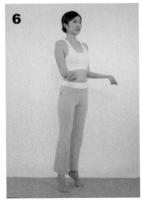

1. 两脚分开，与肩同宽，两眼目视前方，双臂自然下垂，两掌贴于裤缝，手指伸开。（图1）

2. 两脚跟同时提起，连续深呼吸9次。（图2）

3. 脚跟落地，吸气，并缓慢下蹲，同时两手背前转，使虎口对着脚踝。（图3）

4. 继续下蹲，手将要接近地面时，稍微用力抓握成拳状，深吸气。（图4）

5. 憋气，身体逐渐起立，两手逐渐紧握拳头。（图5）

6. 呼气，保持身体立正，双臂外拧，拳心向前，两肘从两侧挤压软肋，同时身体和脚跟部同时用力上提，并提肛，保持正常呼吸。（图6）

7. 做完后复原。

◉ 生活细节：这么养阳气足

寒气是一种阴邪，最容易损伤人体的阳气。所以，日常衣物一定要保暖，夏季也不要贪凉，以免受寒。尤其是要做好脚部的保暖，"寒从脚底起"，这是因为肾经起于足底，而足部很容易受到寒气的侵袭，所以，在室内时不要光脚踩在地板上，外出的时候建议少穿凉鞋，冬天要及早穿厚袜子、配棉鞋，洗完脚后及时擦干等，这样做都可以起到保护双脚、防止肾阳受损的作用。

大家都知道，充足的睡眠对人体的健康起着很大的作用，如果你经常熬夜，那么夜晚收敛阳气的效果就会变差，阳气受损之后自然就会出现阳虚了，所以大家一定要早点休息，不要经常熬夜，最好在晚上 22 点左右睡觉，可以保证 23 点进入熟睡状态。因为这个时间段是子时，正是阳气最微弱、刚刚开始升发的时候，而睡觉就是对阳气最好的保护。

适当的性生活有益于身心健康，但过频则最耗精损阳，所以，为避免阳虚，房事一定要有节制，要适度。什么是适度呢？适度一般以第二天不感到疲劳为原则，觉得身心舒适、精神愉快、工作效率高。如果出现疲乏无力、腰酸背痛、工作效率低等症状，则说明纵欲过度了，应当调整节制。

中医认为，七情内伤，惊喜伤心，郁怒伤肝，过度思虑伤脾，忧愁伤肺，恐则伤肾。伤的是什么？就是脏腑的阳气，进而影响脏腑功能，损害身体健康。所以，大家在日常生活中要尽量避免受到不良情绪的影响，保持精神愉快，心情舒畅，阳气才会充足，五脏六腑得以温煦，功能活动正常，身体才能健康。

阴虚的人如何滋阴

典型症状：口燥咽干、午后潮热、五心烦热、盗汗、颧红、舌红少津、脉细数等。

易引发的病证：感冒、咳嗽、发热、心悸、失眠、眩晕、胃痛、消渴、皮肤干燥、便秘等。

治疗原则：滋阴清热。

◉ 你为什么会阴虚

年龄渐长，阴液不足

父母有严重的阴虚，遗传而来

五志过极，内火旺盛，灼伤阴液

温热之邪或杂病，日久伤耗阴液

阴虚的原因

房事不节，消耗肾精

起居不当，熬夜伤阴

过服温燥之品，耗伤阴液

☉ 食疗内调：这么吃最滋阴

○ 滋阴应遵循的饮食原则

●常吃有滋阴清热功效的食物，如梨、莲藕、百合、莲子、黑木耳、银耳、鸭肉、猪肉等。

●多喝水，但注意不可喝冷饮和冰水，尽量喝温开水，或者用中药泡一些有滋阴清热作用的茶饮，如麦冬、天冬、沙参、玉竹、石斛等。

●忌食辛辣温燥、肥甘厚腻的食物，戒烟酒、浓茶，忌吃煎炸类性热上火的食物。

○ 最值得推荐的 N 种滋阴食物

滋阴食物	滋阴功效	注意事项
百合	性微寒，味甘、微苦，归心、肺经，具有养阴润肺、清心安神的作用，用于阴虚燥咳、劳嗽咯血、虚烦惊悸、失眠多梦等证	风寒咳嗽、中寒便溏者忌用
银耳	性平，味甘，归肺、胃、肾经，具有养阴清热、生津润肺、益胃补气的功效，用于虚劳咳嗽、痰中带血、津少口渴、病后体虚、气短乏力等证	外感风寒、出血症、糖尿病患者慎用
鸭肉	性平，味甘、咸，归肺、胃、肾经，具有滋五脏之阴、清虚劳之热、养胃生津之功效，十分适宜阴虚体质者食用	体虚寒、胃部冷痛、腹泻清稀、寒性痛经者应少食
梨	性寒，味甘、微酸，归肺、胃经，具有养阴生津、清热化痰、滋润肺胃的作用，用于肺阴亏虚、干咳少痰、口燥咽干、大便干结等证	脾胃虚寒者尽量慎用
桑葚	性寒，味甘、酸，归肺、肝、肾、大肠经，具有补肝益肾、生津止渴等功效，用于阴血不足、头晕目眩、盗汗及津伤口渴、消渴、肠燥便秘等证	体虚便溏者应忌用

○ 最值得推荐的 N 种滋阴中药

补阴中药	补阴功效	用法用量	注意事项
麦冬	性微寒，味甘、微苦，归胃、肺、心经，可养阴益胃、生津润肺，用于肺燥干咳、阴虚伤津、内热消渴等证	6~12克，水煎，泡茶，煲汤，还可以煮粥	脾胃虚寒、感冒的人忌服
沙参	性微寒，味甘、微苦，归肺、肾经，可补气养阴、祛热清肺，用于气虚阴亏、阴虚久咳、燥咳痰少、口渴等证	10~15克，水煎，泡茶，煲汤，煮粥或入丸、散	风寒咳嗽、脏腑无实热者忌服，忌与藜芦共用
枸杞子	性平，味甘，归肝、肾经，可滋补肝肾、益精明目，主治肝肾亏虚、血虚萎黄、腰膝酸软、目视不清、阳痿遗精等证	6~12克，水煎，泡茶，煲汤，煮粥，熬膏，浸酒或入丸、散	感冒发热、脾虚、腹泻、身体有炎症者忌服
女贞子	性凉，味甘、苦，归肝、肾经，可补肾滋阴、养肝明目，适用于头晕、耳鸣、腰膝酸软、须发早白等证	6~12克，水煎，煲汤，熬膏，浸酒或入丸剂	脾胃虚寒、泄泻便溏者忌服
石斛	性微寒，味甘，归胃、肾经，具有益胃生津、养阴清热的功效，适用于腰膝酸软、虚热不退、舌干口渴、男子精少等证	6~12克，入复方宜先煎，单用可久煎；可水煎，熬膏或入丸、散	实热、腹胀、感冒患者忌用，忌与萝卜、绿豆同食
玉竹	性微寒，味甘，归肺、胃经，有养阴润肺、益胃生津之效，适用于肺胃阴虚所致的咳嗽、干咳少痰、舌干口渴等证	6~12克，水煎，煲汤，煮粥，熬膏或入丸、散	胃部胀满、不善饮水、痰多、苔厚腻等湿痰盛者忌用

○ 滋阴必备食疗方

百合银耳羹

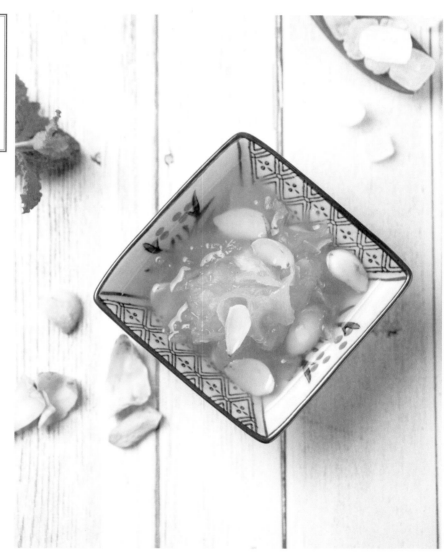

◆原料 银耳 20 克，百合 10 克，冰糖适量。

◆做法 1. 银耳洗净，去掉根部，放入冷水中泡软，取出撕成小块；百合洗净。

2. 将银耳、百合、冰糖一起放入炖锅中，加入适量清水，大火烧开后转
小火炖约 30 分钟即可。

◆功效 滋阴润肺，养阴清热，美容养颜。适宜阴虚咳嗽、干咳少痰、口燥咽干、
皮肤干燥者调养食用。

◉ 中医外治：这么做最滋阴

○ 按摩特效滋阴穴位

太溪、涌泉、三阴交这三个穴位都是人体上的特效滋阴穴位，经常按摩可有效改善阴虚症状。

● **定位取穴**

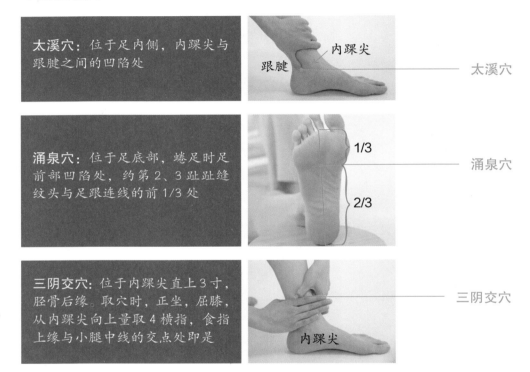

太溪穴：位于足内侧，内踝尖与跟腱之间的凹陷处	内踝尖 跟腱 ——— 太溪穴
涌泉穴：位于足底部，蜷足时足前部凹陷处，约第2、3趾趾缝纹头与足跟连线的前1/3处	1/3 2/3 ——— 涌泉穴
三阴交穴：位于内踝尖直上3寸，胫骨后缘。取穴时，正坐，屈膝，从内踝尖向上量取4横指，食指上缘与小腿中线的交点处即是	三阴交穴 内踝尖

● 按摩方法

用拇指指端分别按揉两侧太溪穴、涌泉穴、三阴交穴，每穴每次按揉2～3分钟，以局部产生酸胀感为宜。

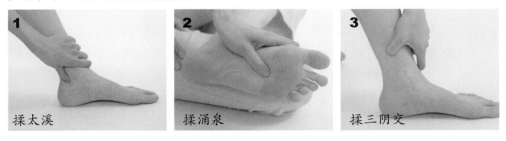

1 揉太溪　　**2** 揉涌泉　　**3** 揉三阴交

○ 叩齿咽津，最为简便有效的养阴小方法

在中医学里，齿为骨之余，叩齿能够强肾健骨；而脾为涎，肾为唾，口中津液是脾肾的精华，咽津就能滋阴降火。所以，只要每天坚持练习，就能起到很好的养阴作用，而且完全不必担心有什么不良反应。

●具体方法

1. 准备：全身放松，宁心静气，摒弃杂念，调匀呼吸。

2. 叩齿：先叩臼齿36次，次叩门齿36次，再叩犬齿各36次。叩齿过程中，上下牙齿互相叩击要轻重交替，节奏有致。（图1）

3. 搅舌：叩齿后，用舌头贴着上下牙床、牙龈、牙面来回搅动，用力要柔和自然，先上后下，先内后外，搅动36次。搅舌时，口中津液会渐渐增多，不要咽下，要继续搅动。（图2）

4. 咽津：即咽下唾液。先以舌抵住上腭部，唾液聚集后，鼓腮用唾液含漱口腔数次，速度不宜太快，用力要适当均匀，缓慢而周到。待唾液满口时分3次徐徐咽下。（图3）

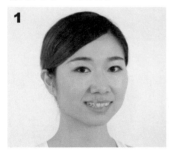 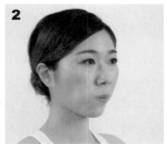 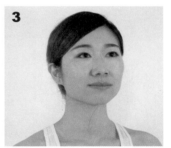

以上为完整的一次"叩齿咽津"，每天早、中、晚各做1次，多做更佳。

●注意事项

1. 儿童由于牙齿尚未发育完全，不宜做叩齿动作。

2. 叩齿的力量可根据牙齿的健康程度，量力而行。牙齿松动或牙病患者，叩齿力度不宜过大，以防止牙齿进一步损伤。

3. 咽津前，如果口中唾液分泌过多影响其他动作进行，可将唾液部分咽下，不可吐掉。

4. 患有口腔溃疡、口舌糜烂、牙龈脓肿等口腔疾病时可暂停数日，待病愈后再继续进行。

◎ 生活细节：这么养最滋阴

起居有常，不熬夜

要养阴，在生活起居上就要做到起居有常，尤其晚上要早点睡，不熬夜。因为熬夜不仅会损伤阳气，还会耗伤阴血，加重阴虚症状。如果因为工作原因必须熬夜，可以尝试睡"子午觉"，即23点到凌晨1点睡"子觉"，11 ~ 13点睡"午觉"。这两个时间段正是人体养阴、蓄能的关键时段，可以更好地收藏阴气，有助阴精内蓄，保持人体阴阳调和。

房事要节制，以蓄养阴精

古人有"一滴精，十滴血"之说，进行房事时会相应地分泌大量的腺液和各种激素，如果房事过度，不加节制，必然会耗损大量津液，使人体的阴虚症状更为严重。所以，房事一定要适度，以免阴精耗伤。

调畅情志，减缓压力

阴虚的人大多性情急躁易怒，动不动就发脾气，可情绪越是这样不平和，对阴精的损害就越大，所以，为了避免阴虚，或者改善阴虚症状，一定要调畅情志，心情舒畅、心平气和的状态才最养阴。如果工作压力比较大，更要学会自我调节，听听轻音乐，或者到户外走一走，都有助于缓解不良情绪。

秋季注意防燥护阴

秋季气温开始降低，气候干燥，而干燥的气候最容易损伤人体阴津，使人出现口燥咽干、干咳少痰、皮肤干燥、便秘等症状。所以，秋季一定要注意防燥护阴，每天要保证充足的水分，此外，还要多吃些滋阴润肺、生津止渴的食物，比如梨、百合、甘蔗、荸荠、萝卜等，这些都是不错的选择。

气虚的人如何补气

典型症状：身体虚弱、面色苍白、呼吸短促、四肢乏力、头晕、动则汗出、语声低微等。

易引发的病证：感冒、咳嗽气喘、心悸、健忘、失眠、眩晕、食欲不振、消化不良、尿频、便秘等。

治疗原则：补虚益气。

◉ 你为什么会气虚

父母遗传，先天禀赋不足

营养不良，气血生化无源

劳伤过度，耗损正气

气虚的原因

久病不复，正气损耗

年老虚弱，肺、脾、肾等脏腑功能减退，气的生化不足

◉ 食疗内调：这么吃最补气

○ 补气应遵循的饮食原则

● 多吃补气的食物，如糯米、山药、白扁豆、红枣、鸡肉、牛肉等，也可与党参、黄芪等补气中药一起做成药膳，加强补气功效。

● 多吃些补血食物，如桂圆、猪肝等，使气血平衡。

● 忌吃破气耗气之物，如白萝卜、莱菔子、山楂、槟榔、柿子、薄荷、胡椒等；忌吃生冷寒凉、肥甘厚味、辛辣食物。

○ 最值得推荐的 N 种补气食物

补气食物	补气功效	注意事项
山药	味甘，性平，归脾、肺、肾经，可同时补三脏之气，用于脾虚食少、久泻不止、肺虚喘咳、肾虚遗精、带下、尿频等证	上火、有实邪或者便秘的人要少吃或者不吃
扁豆	味甘，性微温，归脾、胃经，可健脾化湿、和中消暑，用于脾胃虚弱、食欲不振、大便溏泄、白带过多、暑湿吐泻等证	寒热病患者忌食；忌未熟透就食用，以免中毒
红枣	味甘，性温，归脾、胃、心经，有健脾益胃、补气养血的功效，主治脾胃虚弱、食少便溏、气血亏虚、倦怠乏力等证	腹胀、疳积、便秘、糖尿病、龋齿及痰热咳嗽者忌食
糯米	味甘，性温，归脾、胃、肺经，具有补中益气、健脾养胃的功效，适用于气虚引起的汗出、气短无力等证	肠胃弱、糖尿病、肥胖、高脂血症患者少吃或不吃
鸡肉	味甘，性温，归脾、胃、肝经，有温中补脾、益气养血的功效，用于虚劳羸瘦、中虚胃呆食少、泄泻、产后乳少、病后虚弱等证	实证、邪毒未清者忌食

○ 最值得推荐的 N 种补气中药

补气中药	补气功效	用法用量	注意事项
人参	味甘、微苦,性微温,归脾、肺、心、肾经,可大补元气、复脉固脱,适用于久病体虚、心悸心慌、肢冷、气短、虚脱、心衰等证	3～9克,水煎,煲汤,煮粥或者入丸、散	实热证忌服,忌与萝卜、茶、藜芦同用
党参	味甘,性平,归脾、肺经,能补中益气、健脾益肺,用于乏力、气短、心悸、食少、便溏及病后体虚等证	9～30克,水煎,煲汤,煮粥,泡茶,还可以入丸、散	有实邪者忌用,忌与藜芦同用
黄芪	味甘,性微温,归肺、脾经,有补气升阳、益精固表的功效,用于体虚、自汗、盗汗、水肿、泄泻等证	9～30克,水煎,煲汤,煮粥,泡茶,还可以入丸、散	高热、大渴、便秘者忌用
白术	味苦、甘,性温,归脾、胃经,可补气健脾、燥湿利水,用于脾虚食少、便溏、倦怠少气、自汗、水肿等证	6～12克,水煎,煲汤,煮粥,熬膏,还可以入丸、散	阴虚燥渴、气滞胀闷者忌服
甘草	味甘,性平,归心、脾、肺、胃经,可补脾益气、祛痰止咳、缓急止痛,用于心气虚、脾胃气虚、气喘咳嗽、胃痛、腹痛等证	3～9克,水煎,煲汤或入丸、散,常与党参、白术同用	实证中满腹胀者忌服
红景天	味甘、苦,性平,归心、肺、脾经,可理气活血、清肺养心,用于气虚体弱、病后畏寒、乏力、胸闷气短、气虚血瘀等证	3～6克,水煎,煲汤,泡茶,泡酒	发热、咳嗽者忌用

○ 补气必备食疗方

黄芪党参山药粥

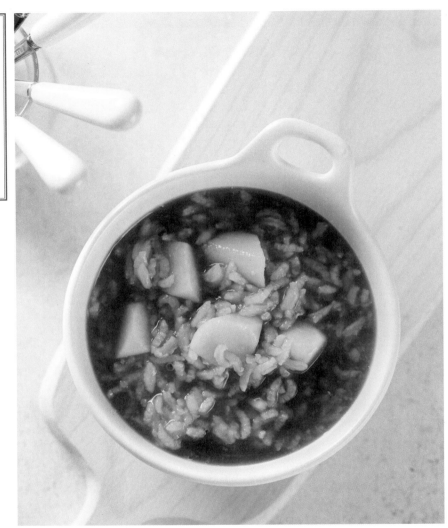

◆原料 黄芪、党参各 10 克，山药、大米各 50 克。

◆做法 1. 将黄芪、党参洗净，放入锅中，加水煎煮 20 分钟，去渣取汁。
2. 山药去皮，洗净，切块；大米淘洗干净，与山药一起放入药汁中共同煮粥即可。

◆用法 早餐食用，温服，每日 1 次。

◆功效 补中益气，健脾益肺，对于气虚所致的身体虚弱、自汗、反复感冒等证均有益。

◉ 中医外治：这么做最补气

○ 按摩补气穴位，补足正气

对气虚的人来说，我们可以通过按摩身体上的补气穴位，来达到补充正气的目的。

● **定位取穴**

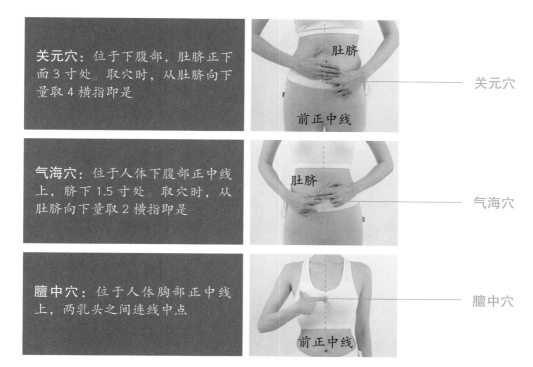

关元穴：位于下腹部，肚脐正下面3寸处。取穴时，从肚脐向下量取4横指即是	肚脐 关元穴 前正中线
气海穴：位于人体下腹部正中线上，脐下1.5寸处。取穴时，从肚脐向下量取2横指即是	肚脐 气海穴
膻中穴：位于人体胸部正中线上，两乳头之间连线中点	膻中穴 前正中线

● **按摩方法**

1.食指、中指并拢，用指腹分别按揉关元穴、气海穴，每穴每次按揉2～3分钟。

2.用拇指指腹稍微用力按揉膻中穴至出现疼痛感，每次按揉10秒钟，反复6次为1遍，每天按揉2遍。

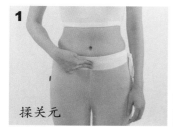

揉关元

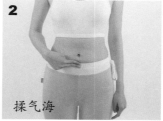

揉气海

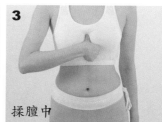

揉膻中

○ 六字诀，补五脏之气

六字诀是一种补养五脏的吐纳补气法，它是通过呵、嘘、呼、呬、吹、嘻六个字的不同发音口型，唇齿喉舌的不同用力方式，以牵动不同的脏腑经络气血的运行，起到调畅气血的作用。

● "呵"字功——补心气

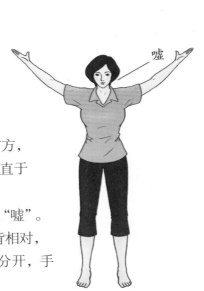

【发音】呵，读 he。

【口型】口型为半张，舌顶下齿，舌面下压。

【动作要领】

1. 准备动作：随意站立，舒适为好，静心，深吸几口新鲜空气。

2. 深吸气，呼气时念"呵"字，足大趾轻轻点地，两手掌心向后，双臂自然垂直于身体两侧，由小腹前抬起，经体前至胸部两乳中间位置时向外翻掌，上托至眼部。呼气尽时，翻转手心向内，经面前、胸腹缓缓下落，垂于体侧，结束本次呼吸。重复6次为1遍。

【功效】"呵"字功与人体五脏中的心相对应，常练此功，可补养心气，缓解心悸、心绞痛、失眠、健忘、盗汗、口舌糜烂等心经疾病。

● "嘘"字功——平肝气

【发音】嘘，读 xu。

【口型】口型为两唇微合，有横绷之力，舌尖向前并向内微缩，上下齿有微缝。

【动作要领】

1. 两足开立，与肩同宽，头部摆正，目视前方，含胸拔背，松腰松胯，双膝微屈，双臂自然垂直于身体两侧，全身放松，自然呼吸。

2. 深吸气，然后呼出体内的浊气。呼气时念"嘘"。足大趾轻轻点地，双臂自小腹前缓慢抬起，手背相对，直到双臂与肩同高，两臂再向上、向左右两侧分开，手心向斜上方。

【功效】"嘘"字功与人体五脏中的肝脏相对应，常练此功，可起到清理体内浊气、清肝明目、疏肝解郁的作用。

● "呼"字功——培脾气

【发音】呼，读 hu。

【口型】口型为撮口如管状，舌向上微卷，用力前伸。

【动作要领】

1.准备动作：随意站立，舒适为好，静心，深吸几口新鲜空气。

2.深吸气，呼气时发出"呼"的声音，足大趾轻轻点地，双肘微曲，两手自小腹前抬起，手心朝上，十指弯曲，呈虎爪状，抬至脐部。

3.右手掌心向内，手指伸直，紧贴于小腹部，左臂外旋带左手上托至头顶。

4.呼气尽吸气时，左臂内旋变为掌心向里，从面前下落，同时右臂回旋掌心向里向上，两手在胸前交叉，左手在外，右手在里，两手内旋下按至腹前，自然垂于体侧。

结束后，换另一侧做相同动作。

【功效】"呼"字功与人体五脏中的脾脏相对应，常练此功，可培补脾气，改善腹胀、腹泻、四肢疲乏、食欲缺乏、肌肉萎缩、水肿等疾病。

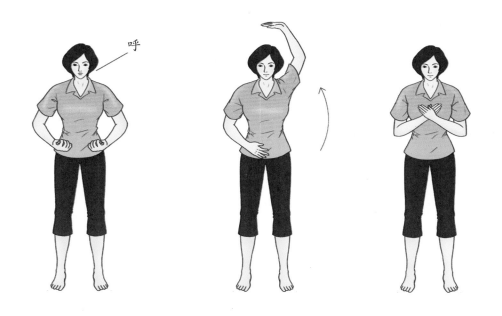

呼

● "呬"字功——理肺气

【发音】呬，读 si。

【口型】口型为开口张腭，舌尖轻抵下腭。

【动作要领】

1. 准备动作：随意站立，舒适为好，静心，深吸几口新鲜空气。

2. 深吸气，呼气时念"呬"字。两手从小腹前抬起，逐渐转掌心向上，至胸前，两臂外旋，翻转手心向外成立掌，指尖对喉，然后左右展臂。

3. 呼气尽，随吸气之势，两臂自然下落垂于体侧，重复 6 次为 1 遍。

【功效】"呬"字功与人体五脏中的肺脏相对应，常练此功，可调理肺气，补充肺经气血。

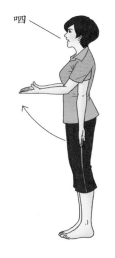
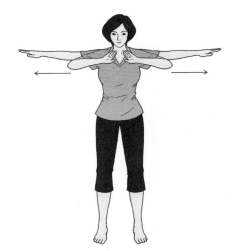

● "吹"字功——补肾气

【发音】吹，读 chui。

【口型】口型为撮口，唇出音。

【动作要领】

1. 准备动作：随意站立，舒适为好，静心，深吸几口新鲜空气。

2. 深吸气，呼气时读"吹"字，足五趾抓地，足心空起，两臂自体侧提起，绕长强、肾俞向前划弧并经体前抬至前胸锁骨处，两臂撑圆如抱球，两手指尖相对。

3. 双膝弯曲，身体下蹲，上身挺直，两臂下落，呼气尽时两手落于膝盖上部。

4. 呼气尽，随吸气慢慢站起，两臂自然下垂于身体两侧，重复 6 次为 1 遍。

【功效】"吹"字功与人体五脏中的肾脏相对应，常练此功，可调补肾气。

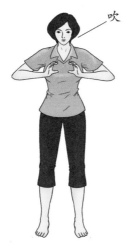

吹

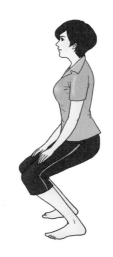

● "嘻"字功——理三焦气

【发音】嘻，读 xī。

【口型】口型为两唇微启，舌稍后缩，舌尖向下。

【动作要领】

1. 准备动作：随意站立，舒适为好，静心，深吸几口新鲜空气。

2. 深深吸气，呼气时念"嘻"字，足五趾点地。两手自体侧抬起掌心向上，十指弯曲，如捧物状，从腹部经过至与胸平齐。

3. 两臂外旋翻转手心向外，并向头部托举，两手心转向上，指尖相对。吸气时五指分开，由头部循身体两侧缓缓落下，并以意引气至足趾端。重复6次为1遍。

【功效】"嘻"字功与人体中的三焦相对应，常练此功，可以调理三焦的功能，让周身气血畅通无阻。

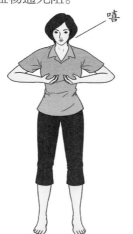

嘻

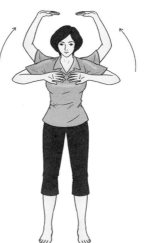

◉ 生活细节：这么养气不亏

肺主一身之气，通过呼吸功能吸入清气，这是人体正气的重要组成部分，所以，建议大家多做做深呼吸，这样可以尽可能多地排除体内的浊气，吸入更多的清气。天气晴朗时，清晨起床先站在窗口，吸入清气、呼出浊气。吸气时，最大限度向外扩张腹部，胸部保持不动；呼气时，最大限度向内收缩腹部，胸部保持不动。呼吸要深长且缓慢，用鼻呼吸，每次深吸气3～5秒，屏息1秒，然后慢呼气3～5秒，屏息1秒。每次5～15分钟，每天练习1～2次，对调补肺气非常有效。

气虚的人大多性格比较内向，心情容易抑郁，这是肝气郁结于内的表现，这就要注意精神上的调摄了，因为只有心情舒畅了，气机才能通畅。工作压力大、精神紧张时要学会放松，可以听听音乐、做做运动等。如果有心事，要找家人、朋友聊一聊，进行情绪疏导，排解郁气。还可以外出走走，投身大自然的怀抱，尤其秋季的时候，登高远眺，如果再放开嗓子，高喊几声，把胸中集聚的浊气都呼出去，对缓解抑郁情绪大有帮助。

气虚的人会感觉乏力，不爱运动，可是越不爱运动气越虚，所以，气虚的人还是要适当运动一下，以柔缓的运动为主，比如散步、打太极拳等，不宜做大负荷消耗体力的运动和出大汗的运动，以免耗伤正气。如果工作忙，没太多时间，可以工作一小时后站起来溜达几分钟，平时少开车，少坐车，少坐电梯，多走路，都能起到健运脾气、活跃肾气、强健心肺功能的作用。

血虚的人如何养血

典型症状： 面色淡白或萎黄，唇舌、爪甲色淡，头晕眼花，心悸多梦，手足发麻，妇女月经量少、色淡、延期或经闭，脉细，等等。

易引发的病证： 感冒、心悸、失眠、眩晕、耳鸣、便秘、贫血、月经不调、痛经、闭经等。

治疗原则： 养血补气。

◉ 你为什么会血虚

脾胃虚弱，功能减弱，精微不足，生化无源，久则出现血虚

饮食不调，气血生化之源不足，势必导致血虚

产后、月经过多、外伤失血过多或其他慢性失血证，易导致血虚

血虚的原因

劳倦过度，耗伤气血，久之则气虚血亏

肾气亏虚，而肾藏精，精生髓，精髓可以化血，一旦肾虚则必精少，精亏则血虚

⊙ 食疗内调：这么做血充足

○ 补血应遵循的饮食原则

● 多吃补脾养胃的食物，如大米、小米、红薯、胡萝卜、南瓜等。

● 常吃补血养血的食物，如红枣、桂圆、菠菜、花生仁、黑木耳等；或者将益气、养血的中药，如黄芪、熟地黄、当归、阿胶等，做成药膳食用。

● 多吃黑色食物，如黑芝麻、乌鸡等，精血同源，可通过补肾来达到补血的目的。

● 忌食辛辣刺激、肥甘厚味、生冷寒凉的食物。

○ 最值得推荐的 N 种补血食物

补血食物	补血功效	注意事项
桂圆	性温，味甘，归心、脾、胃经，有养血益脾、补心安神的作用，用于贫血、失眠、神经衰弱、气血不足、营养不良等证	阴虚火旺、糖尿病、风寒感冒者忌食
猪肝	性温，味甘、苦，归肝经，有补肝、明目、养血的作用，用于血虚引起的面色萎黄、目赤、水肿、脚气、癌症、贫血等证	高脂血症患者应忌食
大枣	性温，味甘，归脾、胃、心经，有补益脾胃、滋养阴血的作用，主治脾胃虚弱、消化不良、食少便溏、气血亏虚、倦怠乏力等证	腹胀、疳积、便秘、糖尿病、龋齿及痰热咳嗽者忌食
乌骨鸡	性平，味甘，归肝、脾、肾经，有补肝益肾、健脾止泻的作用，用于体质虚弱、气血不足、营养不良、脾虚滑泄等证	感冒发热、咳嗽多痰者忌食
黑芝麻	性平，味甘，归肝、肾、大肠经，有补肝肾、益精血、润肠燥的功效，用于血虚所致的头晕眼花、耳鸣耳聋、须发早白、肠燥便秘等证	脾虚无积者慎服

○ 最值得推荐的 N 种补血中药

补血中药	补血功效	用法用量	注意事项
当归	味甘、辛，性温，归肝、心、脾经，具有补血活血、调经止痛的功效，为补血常用之药，可用于血虚、面色发黄、头晕眼花、心慌失眠等证	6～12克，水煎，煲汤，煮粥，泡茶，浸酒，敷膏或入丸、散	湿阻中满及大便溏泄者慎服
熟地黄	味甘，性微温，归肝、肾经，可补血滋阴、益精填髓，用于血虚引起的面色萎黄、头晕眼花、心慌失眠、耳鸣、须发早白、月经不调等证	9～15克，水煎，煲汤，煮粥，浸酒，敷膏或入丸、散	脾胃虚弱、气滞痰多、腹满便溏者忌服
阿胶	味甘，性平，归肺、肝、肾经，具有补血滋阴、润燥止血的功效，用于血虚引起的面色萎黄、眩晕心悸、肌痿无力、心烦不眠、虚风内动、肺燥咳嗽等证	3～9克，烊化兑服	饭前服用。脾胃虚弱、呕吐泄泻、腹胀便溏、咳嗽痰多者慎用
制何首乌	味苦、甘、涩，性微温，归肝、心、肾经，有益精血、补肝肾、乌须发、养血活络的功效，用于血虚头晕、健忘失眠、疲倦乏力、须发早白、腰酸遗精等证	6～12克，水煎，煲汤，煮粥，熬膏，浸酒或入丸、散	腹泻及有湿痰者忌用
鸡血藤	味苦、微甘，性温，归肝、肾经，具有补血活血、调经止痛、舒筋活筋的功效，用于血虚经闭、月经不调、痛经、血虚引起的面色萎黄、风湿痹痛、麻木瘫痪等证	9～15克，水煎，煲汤，浸酒或入丸、散	阴虚火旺者慎用

○ 补血必备食疗方

黄芪鸡汁粥

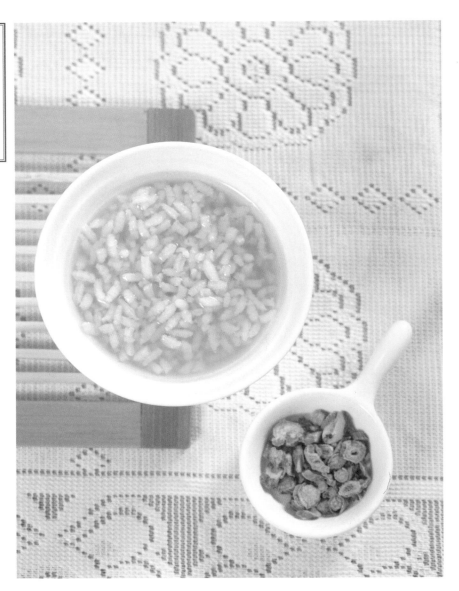

◆原料 乌鸡1只，黄芪15克，大米100克。

◆做法 1. 乌鸡收拾干净，放入锅中，加水煮至鸡汁变浓，滤取鸡汁。

2. 黄芪加水煎20分钟，去渣取汁。

3. 大米淘洗干净，放入鸡汁和黄芪汁煮成粥即可。

◆功效 益气生血，健脾补肾。适用于气血双亏、营养不良的贫血患者。

◉ 中医外治：这么做最养血

○ 按摩补血穴位，可补气养血

膈俞、血海、三阴交是人体补血的特效穴位，经常按摩，可以起到补气养血的功效。

● **定位取穴**

膈俞穴：在背部，当第7胸椎棘突下，旁开1.5寸。取穴时，可先找到肩胛骨下角，在两肩胛骨下角水平连线与脊柱相交处的下缘旁开2横指即是	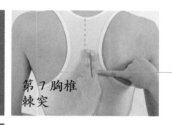 第7胸椎棘突 ——膈俞穴
血海穴：在髌底内侧端上2寸，股四头肌内侧头的隆起处。取穴时，屈膝，以掌心按于膝髌骨上缘，第2～5指向上伸直，拇指约呈45°斜置，拇指尖下即是	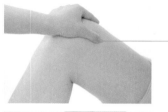 ——血海穴
三阴交穴：位于内踝尖直上3寸，胫骨后缘。取穴时，正坐，屈膝，从内踝尖向上量取4横指，食指上缘与小腿中线的交点处即是	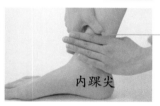 内踝尖 ——三阴交穴

● **按摩方法**

1.双手握拳，用两手拇指指腹同时按揉被按摩者两侧的膈俞穴，适当用力，每次揉按2～3分钟。

2.用拇指指端分别按揉血海穴、三阴交穴，以产生酸胀麻感为宜，每穴每次揉按2～3分钟。

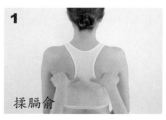
揉膈俞

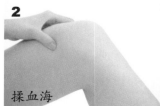
揉血海

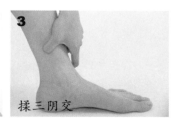
揉三阴交

○ 做做手指操，促进气血通畅

要保持气血畅通，就要让身体动起来，一些老年的血虚患者，或者糖尿病、心脑血管疾病患者不宜多做运动，怎么办呢？这里教给大家一套手指操。人的手部有三阴三阳6条经脉循行，与全身各脏腑、组织、器官联系密切，经常做做手指操，就能疏通经络，促进全身气血循环。

1. 双手手掌相对合起，开始快速搓动。每次搓动，可让一只手的手指指尖从另一只手的手掌下端一直搓到中指第二关节处，交替进行。（图1）每个来回计1次，共搓36次。

2. 双手五指尽量分开，指尖逐个相对，指尖相合，手掌分开，然后用力撑顶，一共做36次。（图2）

3. 左手摊平手掌，右手握拳，将左手中指指尖对准右手拳头上的后溪穴（微握拳，第5指掌关节后尺侧的近端掌横纹头赤白肉际处），中指与穴位之间保持5~10厘米的距离。（图3）然后改换为左手握拳，右手摊掌，交换做36次。

4. 用左手拇指和食指捏右手合谷穴（拇指、食指张开，以其中一只手的拇指指骨关节横纹，放在另一只手的虎口上，拇指尖下即是），用力按捏，然后换手，共做36次。（图4）

5. 将五指尽量分开伸直，然后慢慢将拇指弯下，尽量伸向小指。过程中要注意，其余四指不能弯曲，一共做36次。（图5）

6. 用一只手的食指和拇指揉捏另一手手指，从拇指开始，可以旋转按压、搓擦按摩，每指各做10秒钟，连续做15~20次，两手交替进行。（图6）

手指操全部做完后，甩甩双手，活动一下手腕，让手部放松即可。

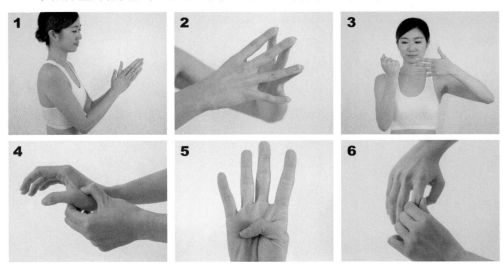

◉ 生活细节：这么养血不亏

中医认为，过度的劳累、思虑等无形因素都会暗中损耗血液，所以血虚的人要避免过度疲劳，尤其不可过度思虑。一旦感到大脑疲劳，就要调节一下，或听听音乐，或观赏风景，让自己愉快起来，疲劳的感觉就会慢慢消失。

人们在日常的劳动、工作、学习中会消耗大量气血，除了靠饮食来补充外，还需要靠睡眠来补偿。中医认为，肝藏血，而"人卧则血归肝"，即人在睡眠休息的时候，人体内各组织器官需要的血液减少，血液就会回流到肝脏，使肝血保持充盈的状态。所以，要想血不虚，睡眠就一定要充足，不能熬夜。

中医里有种说法叫"久视伤血"，眼睛之所以能看清事物，全赖于血的滋养。反过来，过度用眼会耗损血液，使眼睛出现干涩、视物不清、视力减退等症状。所以血虚的人要注意眼睛的休息和保养，防止因为过度用眼而耗伤身体的气血。在平时用眼时间长了，要注意让眼睛休息几分钟，适当眺望远方，或者做做眼保健操，对缓解眼疲劳有益，还能养血。

中医有"久坐伤肉"之说，这个"肉"其实是指脾，因为肌肉由脾所主，而脾又是人体的后天之本、气血生化之源。脾伤了，必然会导致气血生化不足或气滞血瘀，所以，即便平时工作再忙，也最好能在工作一段时间后，站起来做一些简单的伸展运动，以便提气补血，促进全身气血畅通。

两虚的人要怎么补

◎ 气阴两虚怎么调

典型症状：既有神疲乏力、心慌气短、自汗等气虚症状，还同时有口燥咽干、口渴、盗汗、手足心热等阴虚症状。

易引发的病证：感冒、咳嗽、支气管炎、心悸、多汗、消渴、便秘等。

治疗原则：益气养阴，气阴同补。

○ 按摩足三里、三阴交，有效改善气阴两虚证

●定位取穴

足三里穴：位于外膝眼下3寸，胫骨外侧约1横指处。取穴时，弯腰，将同侧手的虎口围住髌骨的外上缘，其余4指向下，中指指尖处即是

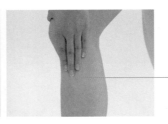

足三里穴

三阴交穴：位于内踝尖直上3寸，胫骨后缘。取穴时，正坐，屈膝，从内踝尖向上量取4横指，食指上缘与小腿中线的交点处即是

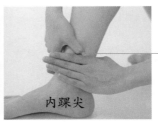

三阴交穴

内踝尖

●按摩方法

　　用拇指指端按压或按揉足三里穴、三阴交穴，稍用力，以产生酸胀麻感为宜，每穴每次按摩5～10分钟。

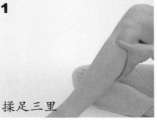

1

揉足三里

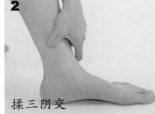

2

揉三阴交

○ 食疗益气养阴

●将山药、红枣、党参、黄芪等补气食药，与银耳、梨、麦冬、枸杞子等补阴食药，搭配食用。

●忌食破气耗气、生冷寒凉、辛辣温燥、肥甘厚腻的食物。

美食推荐——生脉饮

◆原料 西洋参、麦冬、五味子各10克。

◆做法 将上述药材洗净，放入锅中，加入适量清水，大火煮沸后，转小火煨5～10分钟即可。

◆用法 每日1剂，代茶饮，西洋参嚼食。

◆功效 补气养阴，生津止渴。对气虚伴有心烦口渴、尿短赤涩、大便干燥、舌燥等阴虚证的人最适合不过。

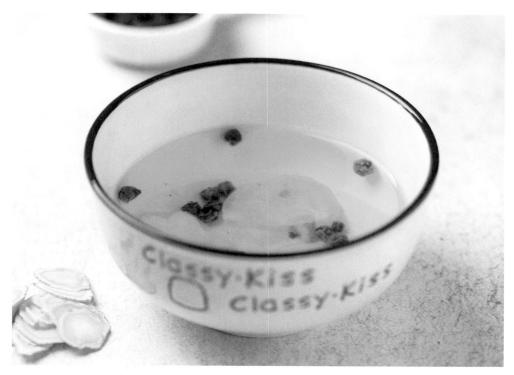

注意啦！ 如果是气虚很严重的患者，可把方中的西洋参换成人参，能大补元气。

◎ 阴阳两虚怎么调

典型症状： 既怕冷又怕热，常想喝水，但不能多喝；失眠；易疲惫，耐力差。

易引发的病证： 耳鸣、健忘、手脚冰凉、血压高、腰痛、关节痛、阳痿等。

治疗原则： 平调阴阳，阴阳并补。

○ 食疗可阴阳并补

● 将山药、银耳、梨、麦冬、枸杞子等补阴食药，与羊肉、肉苁蓉等补阳食药搭配食用。

● 忌食各种生冷寒凉、辛辣温燥、肥甘厚腻的食物。

食疗方——枸杞山药羊肉汤

◆ **原料** 羊肉 300 克，枸杞子 30 克，山药 100 克，姜片 10 克，盐适量。

◆ **做法** 1. 将羊肉洗净，切片；枸杞子洗净；山药去皮，洗净，切块。

2. 将原料一起放入锅内，加水 1000 毫升，先用大火煮沸，后用小火煨炖 30 分钟，肉熟加盐调味即可。

◆ **功效** 调补阴阳，有效改善阴阳两虚症状。

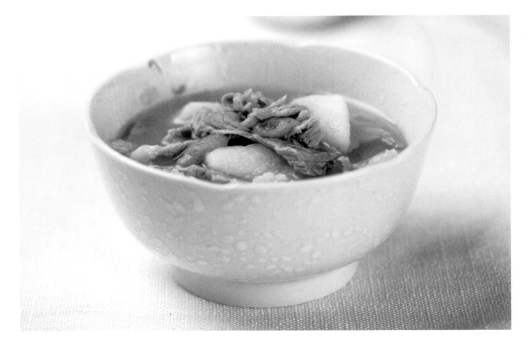

○ 推腹法，最有效的滋阴补阳法

推腹法，也就是揉腹术，可以疏通脏腑经络，调和营卫，舒畅气机，长期练习，可平秘阴阳，延年益寿。

1.身体放松，伸掌，双手四指并拢，并排按在心窝处，双手一起按顺时针方向擦揉心窝21圈。（图1）

2.用双手四指指腹由心窝处向下直推至耻骨联合处（即小腹下部毛际处），动作要慢且轻柔，共推21次，以从心窝到耻骨联合处有热感为佳。（图2）

3.左手叉腰，用右手四指按顺时针方向绕脐擦腹21圈；然后右手叉腰，用左手四指按逆时针方向绕脐擦腹21圈。这两个动作可调和肝脾。（图3、4）

4.左手拇指在前保持不动，其他四指向后轻捏在腰肾处，右手四指指腹自左乳下直推至左大腿盘骨边，反复推21次；然后换边再做，可推降胃气，畅通胸腹气机。（图5）

5.盘坐，双手掌心放在膝盖上，上半身按顺时针方向摇绕21圈，再按逆时针方向摇绕21圈。（图6）

以上动作做一遍为1次，每天早、中、晚各做1次，对调补阴阳很有帮助。

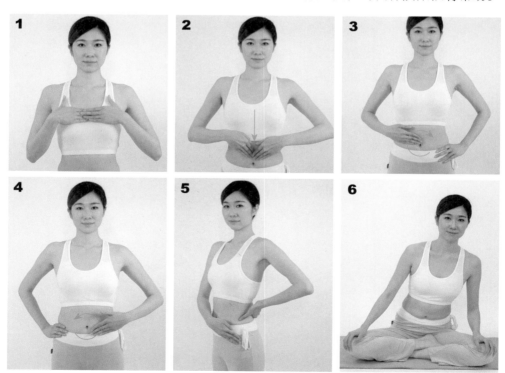

☉ 气血两虚怎么调

典型症状：既有面色萎黄、唇甲淡白、头发干枯、头晕、失眠等血虚症状，同时还有心悸气短、疲倦乏力、懒言、自汗等气虚症状。

易引发的病证：眩晕、耳鸣、心悸、失眠、便秘、贫血、产后缺乳、月经不调、闭经等。

治疗原则：气血双补。

○ 食疗补气养血

● 将补气、补血食物或中药搭配起来食用，比如山药、党参、黄芪、鸡肉等补气食药，可以与红枣、桂圆、黑芝麻、熟地黄、当归、阿胶等补血食药搭配食用。

● 忌食破气耗气、生冷寒凉、油腻厚味以及辛辣刺激性食物，以免加重气血亏虚症状。

推荐食疗方——阿胶牛肉汤

◆**原料** 阿胶粉 15 克，牛肉 100 克，生姜 10 克，党参 20 克，米酒 20 毫升，红糖适量。

◆**做法** 1. 将牛肉洗净，去筋切片；生姜洗净，切片。

2. 将牛肉片与生姜、党参、米酒一起煲煮 30 分钟。

3. 加入阿胶粉，搅拌至溶化后加入红糖，搅匀即可。

◆**功效** 补气养血，有效改善气血两虚症状。

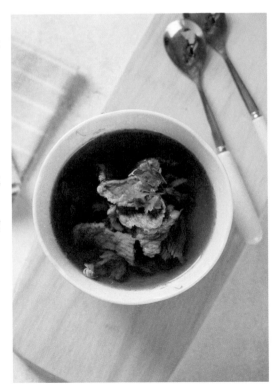

○ 艾灸脾俞、足三里、膏肓、气海、血海可补气血

脾俞穴是脾的背俞穴，可以调理脾胃功能。足三里穴是健脾强胃的保健大穴，可增强脾胃功能。膏肓穴是主治各种虚劳及慢性疾患的要穴，气血两虚的人最适宜取膏肓穴施灸，可以起到扶阳固卫、滋补脾胃、调和全身气血的作用，从而补气养血，使身体恢复强壮，再加上补气的气海穴和补血的血海穴，艾灸这五个穴位就可以达到气血双补的目的。

●定位取穴

脾俞穴：位于人体背部，当第11胸椎棘突下，旁开1.5寸处。取穴时，先取肚脐对应的第2腰椎，向上再数3个椎体即是第11胸椎棘突，其下旁开2指即是	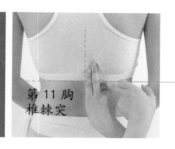 第11胸椎棘突

脾俞穴

足三里穴：位于外膝眼下3寸，胫骨外侧约1横指处。取穴时，弯腰，将同侧手的虎口围住髌骨的外上缘，其余4指向下，中指指尖处即是	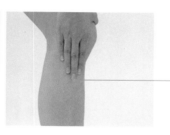

足三里穴

膏肓穴：在背部，第4胸椎棘突下，旁开3寸处。取穴时，低头，先找到颈部突起的第7颈椎，向下数4个椎骨是第4胸椎，在其下缘旁开4横指即是	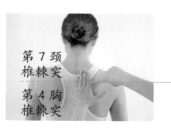 第7颈椎棘突 第4胸椎棘突

膏肓穴

气海穴：位于人体下腹部正中线上，当脐下1.5寸处。取穴时，从肚脐向下量取2横指即是	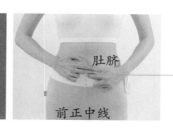 肚脐 前正中线

气海穴

血海穴：在髌底内侧端上2寸，股四头肌内侧头的隆起处。取穴时，屈膝，以掌心按于膝髌骨上缘，第2～5指向上伸直，拇指约呈45°斜置，拇指尖下即是

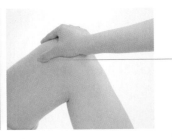

血海穴

●艾灸方法

点燃艾条，悬于穴位上方2～3厘米处施灸，每次灸15分钟，至局部产生温热感为宜，隔日1次，10次为1个疗程。

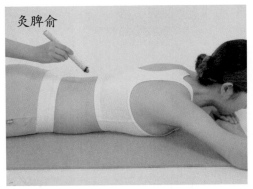

灸脾俞

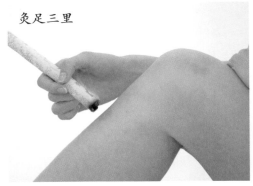

灸足三里

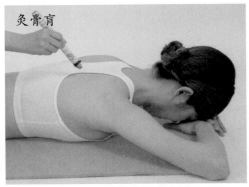

灸膏肓

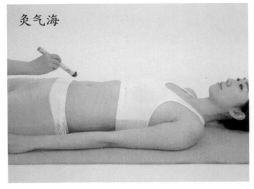

灸气海

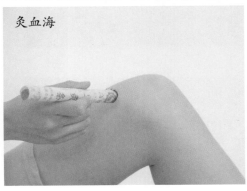

灸血海

CHAPTER 3
实要泻：外实、内实治法大不同

　　"邪气盛则实"，邪实除六淫之外，还有水湿痰饮、滞气、瘀血、宿食等继发性致病因素，也因此有了外实与内实之分。中医认为，"实则泻之"，外实关键在于祛邪外出；内实则要泻，同时恢复脏腑功能。本章主要从病理产物入手，着重介绍内实的泻法。

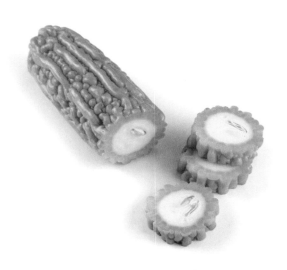

有滞气的人如何行气疏滞

典型症状：胸胁脘腹闷胀、胀痛、窜痛、攻痛、时轻时重，或部位移动，常在嗳气、肠鸣、排气、叹息之后减轻，多因情志变化而加重或减轻等。

易引发的病证：头痛、眩晕、胃痛、积食、瘀血、胁肋痛、腰痛、心绞痛、便秘、抑郁症、月经不调、乳腺增生、子宫肌瘤等。

治疗原则：行气疏滞。

◎ 你为什么会有滞气

外感六邪，使脏腑功能失调，人体内营卫之气局部运行缓慢或停滞所致

嗜食油腻、甜食，血脂过高，或饮食过咸，或饮水不足，使血液过分黏稠所致

各种慢性炎症引起局部组织瘀血、水肿、粘连，或水湿痰饮、瘀血、宿食等病理产物停积于局部，阻滞气机升降出入所致

滞气的原因

情志不遂，久郁伤肝，使肝失疏泄所致

缺少运动锻炼，心肌收缩力减弱，气血运行迟缓所致

气虚、阳虚，推动功能减退或阴寒凝滞，导致气血运行迟缓或淤积所致

◉ 饮食内调：这么吃可行气疏滞

○ 行气疏滞应遵循的饮食原则

1. 饮食清淡，少量多餐，切忌暴饮暴食，以免损伤脾胃功能，加重气滞症状。
2. 忌食甘薯、芋艿、蚕豆、栗子、大豆等容易胀气的食物。
3. 忌食肥甘厚味的食物，以免使血脂过高，使血液过分黏稠而加重滞气。
4. 多吃能行气、理气的食物，如白萝卜、金橘、山楂等。

○ 最值得推荐的 N 种行气疏滞食物

理气行气食物	理气行气功效	注意事项
白萝卜	味辛、甘，性凉，归肺、胃经，可下气宽中、消食化滞，用于食积腹胀、消化不良、胃纳欠佳、恶心呕吐等证	脾胃虚寒、胃及十二指肠溃疡、慢性胃炎患者忌食
胡萝卜	味甘，性平，归脾、肺经，可行气化滞、健脾消食，主治食积气滞、食欲不振、饱闷气胀等证	体弱气虚及严重的脾胃虚寒者忌食
韭菜	味甘、辛，性温，归肝、肾、胃经，具有行气导滞、补肾温阳、润肠通便等作用，用于反胃、肠炎、吐血、胸痛、便秘、阳痿、遗精等证	阴虚火旺、眼病和胃肠虚弱者均应少食
金橘	味酸、甘，性温，归肝、胃经，可行气解郁、生津消食、化痰利咽，用于胸闷郁结、食欲不振等证	消化性溃疡患者忌食
山楂	味酸、甘，性微温，归脾、胃、肝经，可行气疏滞、消食健胃，用于肝脾不和、脘腹胀满胀痛、饮食停滞等证	脾胃虚弱、反酸、胃灼热、实热内盛、表邪未解者及孕妇忌食

○ 最值得推荐的 N 种行气疏滞中药

理气行气中药	理气行气功效	用法用量	注意事项
陈皮	性温，味苦、辛，归肺、脾经，有理气健脾、燥湿化痰之功效，用于脘腹胀满、食少吐泻、咳嗽痰多等证	3～9克，煮粥，泡水，水煎，入丸或散	阴津亏损、内有实热者及吐血症患者忌用
青皮	性温，味苦、辛，归肝、胆、胃经，可疏肝破气、消积化滞，用于胸胁胀痛、疝气、乳核、乳痈、食积腹痛等证	3～9克，煮粥，水煎，泡茶或入丸、散	气虚者忌用
木香	性温，味辛、苦，归脾、胃、大肠、三焦、胆经，可健脾和胃、疏肝理气、行气止痛，用于脘腹胀痛、食积不消、胁痛、咳嗽气喘等证	1.5～6克，煮粥，水煎，也可以入丸、散	忌久煎，阴虚火旺、胃气虚弱者应忌用
枳壳	性微寒，味苦、辛、酸，归脾、胃经，可理气宽中、行滞消胀，用于胸胁气滞、胀满疼痛、食积不化等证	3～9克，水煎或入丸、散	脾胃虚弱者及孕妇慎服
香橼	性温，味辛、苦、酸，归肝、脾、肺经，可疏肝理气、行气止痛，用于肝胃气滞、胸胁胀痛、脘腹痞满、呕吐嗳气等证	3～9克，水煎或入丸、散	阴虚血燥、气虚者及孕妇慎服
香附	性平，味辛、微苦、微甘，归肝、脾、三焦经，可行气解郁、调经止痛，用于肝郁气滞、胸胁脘腹胀痛、消化不良、乳房胀痛、月经不调等证	6～9克，水煎或入丸、散	凡气虚无滞、阴虚血热者及孕妇忌服

○ 行气疏滞必备食疗方

白萝卜粥

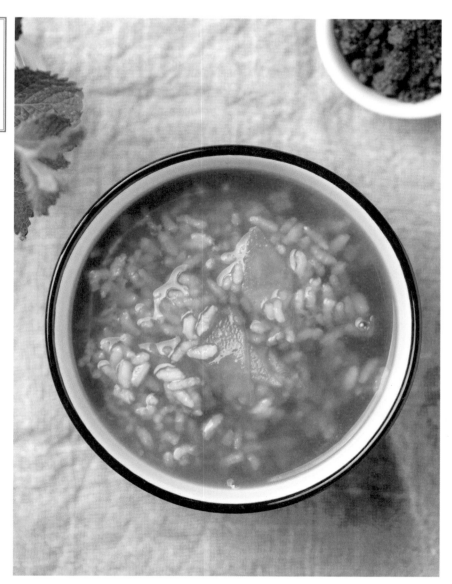

◆原料 白萝卜1个，大米50克，红糖适量。

◆做法 1. 白萝卜洗净，切片；大米淘洗干净。

2. 将白萝卜片放入锅中，加入适量清水煮30分钟。

3. 放入大米，用小火熬煮至米烂汤稠，最后加红糖调味，煮沸即可。

◆功效 开胸顺气，健胃消食。对吃肉过多所致的消化不良、腹胀、大便干结有疗效。

◉ 中医外治：这么做可行气疏滞

○ 按摩膻中、章门宽胸理气、疏肝健脾

膻中穴是任脉上的重要穴位，《黄帝内经》中说："膻中者为气之海。"膻中穴又是八汇穴的气汇，所以按摩此穴，能宽胸理气、活血通络，可用于治疗气机不畅所致的胸痹、心痛、咳嗽、气喘、哮喘、乳腺增生等证。章门穴是肝经上的重要穴位，亦是脾之募穴，经常按摩该穴，可疏肝健脾，改善肝脾气滞所致的腹痛、腹胀、肠鸣、呕吐、消化不良等证。

●定位取穴

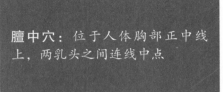
膻中穴：位于人体胸部正中线上，两乳头之间连线中点

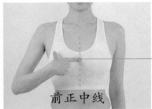
前正中线
膻中穴

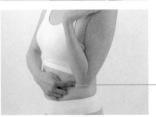
章门穴：位于人体的侧腹部，第11肋游离端的下方。取穴时，屈肘合腋时肘尖正对的地方即是此穴
章门穴

●按摩方法

1.用拇指指腹先顺时针按揉膻中穴20次，然后再逆时针按揉20次，反复10次。或者两手握空拳，用拳心捶打胸口，两拳有规律地交替进行，每次捶打1～3分钟。

2.食指、中指并拢，用指腹分别揉按两侧的章门穴，每次揉按2～3分钟，以有胀痛的感觉为度。

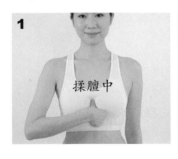
1 揉膻中

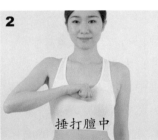
2 捶打膻中

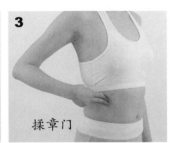
3 揉章门

○ 八段锦——双手托天疏通三焦气机

三焦为六腑中最大之腑，是上、中、下三焦的合称。中医认为，三焦主司输布元气和运行水谷、水液，是调动运化人体元气的器官，负责合理地分配使用全身的气血和能量。换句话说，气血津液都要通过三焦送达全身，滋养身体发肤，人体气血上下贯通都要通过三焦来完成。所以，保证三焦气机畅通至关重要。

怎么做呢？著名的古代导引法八段锦中有一个动作是专门疏通三焦气机的，叫"双手托天"。

●动作分解

1.两脚分开，自然站立，双手掌心向上，中指相接置于小腹。（图1）

2.吸气，两手上提到胸部处。（图2）

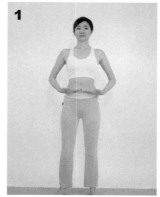
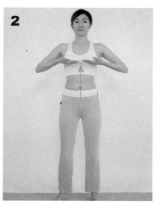

3.呼气，翻转掌心，向上如同托举重物，提胸收腹，使两臂充分伸展。同时缓缓抬头上观，目视两掌。（图3）

4.吸气，翻转掌心朝下，缓缓下落，如拉双环，含胸松腹，呼气，气沉丹田。（图4）

反复6次，复原。

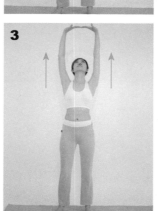
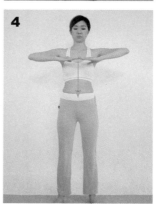

●保健功效

通过两手一升一降，缓慢用力，保持抻拉，能疏通三焦气机，进而促使全身上下的气机流通、气血调和、水液布散，从而使周身都得到元气和津液的滋养。

◎ 从生活细节上防滞气

闷闷不乐、情绪低落、压抑、悲观绝望等消极情绪都会使肝气受到压制而失于条达。肝气疏泄不及，就影响血的运行，导致气滞血瘀，最终引发多种疾病。所以，大家应注意情绪疏导，多去户外走走，散散心，以开朗、乐观、豁达的态度去面对生活中的各种问题，要善于向知心朋友、家人诉说自己心中的郁闷，不要拘泥于自我，多交朋友，多与人沟通；培养业余爱好，如听音乐、打球、钓鱼、养花、烹饪、玩牌、跳舞等，都能使业余生活丰富多彩。当心情抑郁不舒时，全身心地投入到自己的爱好之中，就会使心情慢慢好起来。

中医认为，久坐伤脾，而脾又是人体的后天之本，气血生化之源。脾伤了，必然会导致气血生化不足或运行不畅，从而导致滞气。所以，不论多忙，每隔1～2小时也要站起来走一走，活动一下关节四肢。也可以选择一两种有氧运动坚持锻炼下来，能有效锻炼心肺功能，健运脾气，促进气血运行，预防或改善气滞症状。

风、寒、湿、热、燥等外邪的侵袭，会影响脏腑功能而产生滞气，所以，建议大家在日常生活起居上多加注意，居室要保持干燥、通风；根据天气变化，及时增减衣物；避免淋雨，被褥常晒；坚持正确的生活方式，比如不光脚在地板上走，不洗冷水澡，洗完头后要及时吹干等，不给外邪可乘之机。

有水湿痰饮的人如何化湿祛痰

典型症状：胸部痞闷、咳嗽、痰多、恶心、呕吐、腹泻、心悸、眩晕、关节疼痛或肿胀、身体水肿、倦怠乏力、精神差等。

易引发的病证：暑湿感冒、支气管炎、泄泻、水肿、肥胖、冠心病、失眠、头痛、眩晕、痤疮、湿疹、带下病、风湿性关节炎等。

治疗原则：健脾祛湿，温阳化气。

◎ 你为什么会有水湿痰饮

阳虚生内寒，使津液停聚而成饮

气候潮湿，或涉水冒雨，居住潮湿等导致水湿

过度饮酒、过食肥甘厚味的食物，生湿化热而成痰饮

肺、脾、肾、三焦、膀胱等脏腑气化功能失常，水液代谢障碍，以致水津停滞

水湿痰饮的成因

过食生冷寒凉食物，损伤脾胃，聚湿生痰

阴虚内热、七情过激化火，煎灼津液而成痰

久坐不动或体力活动少，使脾虚失健，津液不得运化输布，停聚而生湿

◉ 饮食内调：这么吃可利水除痰湿

○ 利水除痰湿应遵循的饮食原则

1. 饮食要清淡、易消化，养护好脾胃，脾气健运，湿邪自祛。
2. 忌食生冷寒凉、肥甘厚味的食物。
3. 常吃具有健脾益气、除湿利尿作用的食物，如薏米、赤小豆、冬瓜、丝瓜、扁豆、鲫鱼等。

○ 最值得推荐的 N 种利水除痰湿食物

利水除痰湿食物	利水除痰湿功效	注意事项
薏米	味甘、淡，性凉，归脾、胃、肺经，可健脾益胃、利水祛湿，用于脾胃虚弱所致的食欲不振、泄泻、水肿等证	脾虚无湿、便秘、滑精、小便多者及孕妇忌食
赤小豆	味甘、酸，性平，归心、小肠经，有健脾去湿、利水消肿之效，常用于水肿胀满、脚气、肢肿、小便不利等证	尿多、尿频者少食，阴虚无湿热、小便清长者忌食
冬瓜	味甘、淡，性凉，归肺、大肠、小肠、膀胱经，可清热、利水、消肿，用于肝硬化腹腔积液、肾炎水肿、胀满、脚气等证	体质虚寒、虚寒肾冷、久病滑泄、痛经者应忌食
扁豆	味甘，性平，归脾、胃经，可健脾和中、化湿利尿、补虚止泻，用于脾虚泄泻、食欲不振、胸闷腹胀、呕吐、水肿、赤白带下、暑湿吐泻等证	忌未熟透就食用，以免中毒；寒热病患者忌食
鲫鱼	味甘，性平，归脾、胃、大肠经，有健脾开胃、和中补虚、利水除湿之功效，用于脾胃虚弱、食欲不振、体虚乏力、呕吐或腹泻、水肿、小便不利等证	感冒发热者忌食；忌红烧、干烧、煎炸，否则健脾祛湿效果会减弱

○ 最值得推荐的 N 种利水除痰湿中药

利水除痰湿中药	利水除痰湿功效	用法用量	注意事项
茯苓	味甘、淡，性平，归心、脾、肺、肾经，能健脾和中、利水渗湿，为除湿之圣药，用于脾虚水肿、呕逆、泄泻、小便不利、痰饮咳逆等证	10～15克，水煎服，煲汤，煮粥或入丸、散	气虚下陷、肾虚多尿、虚寒精滑、津伤口干者忌服；忌与米醋、白蔹、牡蒙、地榆、雄黄、秦艽、龟甲同用
半夏	味辛，性温，有毒，归脾、胃、肺经，可燥湿化痰、降逆止呕、消痞散结，用于痰多咳喘、风痰眩晕、痰厥头痛、呕吐反胃、胸脘痞闷等证	3～9克，水煎或入丸、散	一切血证及阴虚燥咳、津伤口渴者忌服，忌与乌头类药材同用
白术	味甘、苦，性温，归脾、胃经，可健脾益气、燥湿利水，用于脾虚泄泻、胃热食少、水肿、湿痹酸痛、小便不利等证	6～12克，水煎，煮粥，煲汤，熬膏，研末或入丸、散	热证、阴虚燥渴、食积腹胀者忌食
藿香	味辛，性微温，归脾、胃、肺经，可醒脾健胃、利湿止呕、祛暑解表，用于暑湿感冒、呕吐泄泻、胃寒疼痛、胸闷腹胀等证	3～10克，煮粥，泡茶，水煎，入丸、散	阴虚火旺、胃热欲呕者忌用
泽泻	味甘、淡，性寒，归肾、膀胱经，有利水渗湿、泄热通淋之效，用于水湿内停之尿少、水肿、泻痢及湿热淋浊等证	6～10克，煎汤或入丸、散	肾虚精滑、无湿热者忌服
苍术	味辛、苦，性温，归脾、胃、肝经，燥湿力强，可燥湿健脾、祛风散寒，用于脘腹胀满、泄泻、水肿、风湿痹痛等证	3～9克，水煎服，熬膏或入丸、散	阴虚内热、气虚多汗者忌服

○ 利水除痰湿必备食疗方

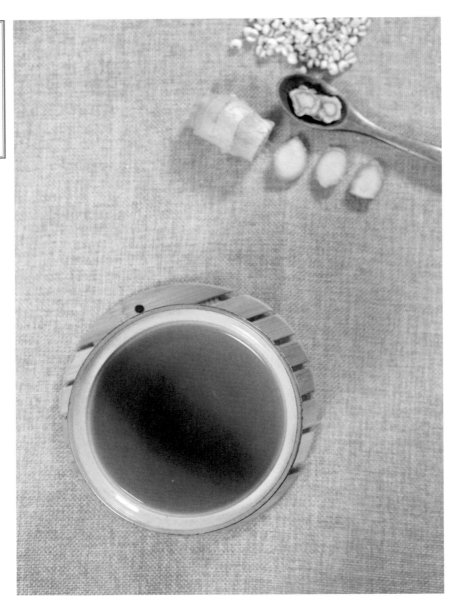

防风薏米饮

◆原料 薏米 30 克，防风 10 克，生姜 3 片。

◆做法 将薏米、防风、生姜一起水煎 15 分钟，弃渣留汁。

◆用法 每日 1 剂，连服 4 ~ 6 日为 1 个疗程。

◆功效 健脾祛湿，祛风止痛。用于风寒湿邪所致的头痛、关节伸屈不利等证。

◉ 中医外治：这么做可利水除痰湿

○ 按摩丰隆、中脘、水分穴

● 定位取穴

丰隆穴： 位于小腿前外侧，外踝尖上8寸，条口穴外1寸，距胫骨前缘1.5寸。取穴时，正坐屈膝，先找到外膝眼与外踝尖连线的中点，再找到胫骨前缘外侧2横指，和刚才那个中点平齐的地方即是

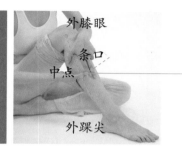

外膝眼　条口　中点　外踝尖　丰隆穴

中脘穴： 位于腹部前正中线上，脐中上4寸。取穴时，胸骨下端和肚脐连接线中点处即是

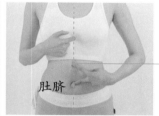

肚脐　中脘穴

水分穴： 位于上腹部，前正中线上，脐中上1寸。取穴时，从肚脐向上量取1拇指的宽度即是

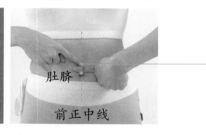

肚脐　前正中线　水分穴

● 按摩方法

1. 用拇指指端按揉丰隆穴，每次按揉2～3分钟。

2. 食指、中指并拢，用指腹分别按压中脘穴、水分穴各2分钟。

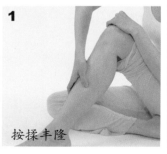

1 按揉丰隆

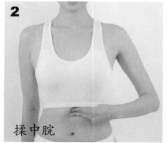

2 揉中脘

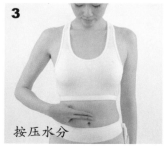

3 按压水分

○ 锻炼腰部，疏通经络，激发肾阳，排出水湿痰饮

腰是沟通人体上下的部位，人体大多数经络都从腰部通过，而且中医认为，腰为肾之府，人的两肾在腰部之内，所以，经常锻炼腰部，可以疏通腰部的经络气血，增强肾脏功能，激发肾脏阳气，有助于排出体内的水湿痰饮。这里，就教大家一套简单易做的、锻炼腰部的方法。

1.转腰：自然站立，双脚分开与肩同宽，双手叉腰，四指并拢在前，拇指在后压住腰眼，虎口顶住腰侧部，按顺、逆时针方向各转腰20圈。（图1）

2.搓腰：全身放松，双手搓热，紧按到两侧腰眼处，然后顺着腰椎两旁，双手上下用力搓动，向上搓到两臂后肘尽处，向下搓到尾骨，连续反复搓36次，以局部发热为宜。（图2）在这个过程中要注意调整呼吸，尽可能呼吸得深一些，以增强肾的功能。

3.叩腰：两手轻轻握拳，拳眼向下，同时用两拳的掌面轻叩肾俞穴、命门穴，每穴左右拳各叩36次。（图3）

4.摩腰：两手轻握拳，拳眼向上，以掌指关节突出部分在两侧腰眼穴处做旋转摩揉，先以顺时针方向旋摩18圈，再以逆时针方向旋摩18圈，两侧可同时进行，也可先左后右进行。（图4）

5.抓腰：两手反叉腰，拇指在前，其余四指放在腰椎两侧，用四指指腹向外抓擦皮肤，稍用力，反复抓擦36次，但注意不要让指甲划伤皮肤。（图5）

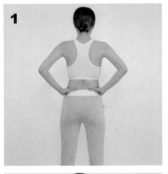
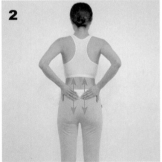

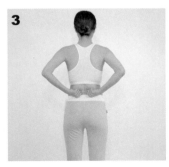
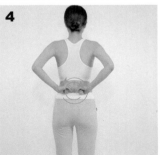
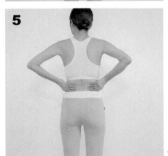

☞ 从生活细节上防水湿痰饮

居室保持干燥，防潮湿

为避免外部湿邪对人体的侵袭，日常居住的房间一定要注意防潮防湿，保持干燥。建议大家在天气晴朗时，常开窗通风，让流通的空气带走室内的湿气，尤其浴室、厨房等容易潮湿发霉的地方，更应注意通风或加装独立通风系统；阴雨天气或室外湿气较重时，可以打开风扇或利用空调的除湿功能，来保持室内的干燥。地板湿了，立即拖干，免得湿气滞留。长期潮湿的地区，可以在房内置炭或在室内地板下铺竹炭，这样对于房间湿度的平衡与尘螨的防治和空气的净化都有很好的效果。

日常起居要注意防湿邪

为防湿邪侵袭，日常起居上有几点要特别注意。比如不要在潮湿之地久留，尽量不要住潮气重的地下室；应穿着宽松、透气的衣服，不穿潮湿未干的衣服；被褥要经常晾晒，以免受潮；潮湿下雨天应减少外出，出门时最好随身携带雨具，尽量避免淋雨和蹚水；在大汗、淋雨或游泳之后，不宜用风扇或空调吹干，更不要用冷水浇头和冲身，要及时擦干身体，并换上清洁干燥的衣服，等等。

加强运动，排水湿

不爱运动的人，气血运行不畅，脏腑功能差，最容易导致水湿痰饮的停留和积聚，所以，适当多运动对排除水湿痰饮至关重要。比如跑步、快走、健身操、骑自行车等，都是不错的选择。不过运动出汗后，应注意及时补充水分，擦干身体，并换上干爽的衣服，以免湿邪入侵。

有瘀血的人如何活血化瘀

典型症状：刺痛，且痛位固定；青紫色或青黄色肿块，位置固定，有压痛；出血，呈暗紫色，或夹有血块；发绀，肌肤甲错等。

易引发的病证：头痛、健忘、动脉硬化、脑卒中、心绞痛、黑眼圈、黄褐斑、老年斑、月经失调、痛经、闭经等。

治疗原则：活血化瘀。

◎ 你为什么会有瘀血

气为血之帅，气行则血行，气滞血亦滞，气滞必致血瘀

气行则血行，气虚则运血无力，血行迟滞而致瘀，或气虚不能统摄血液，血溢脉外而为瘀

热入血脉，血热互结，或使血液黏滞而运行不畅，或迫血妄行，溢于脏腑组织之间，均可导致瘀血

瘀血的原因

由于各种外伤或内出血等原因，使血离经脉，停留体内，不能及时消散或排出体外，或血液运行不畅，而直接形成瘀血

感受外寒，或阴寒内盛，使血液凝涩，运行不畅，而致瘀血

情绪长期抑郁，肝失疏泄，气机不畅，造成血瘀

◉ 饮食内调：这么吃可活血化瘀

○ 活血化瘀应遵循的饮食原则

1. 饮食宜清淡，忌食生冷寒凉、肥甘厚味或辛辣上火食物。

2. 多吃些具有活血祛瘀作用的食物，比如山楂、黑豆、黑木耳、韭菜等，或者用活血化瘀的中药做成药膳食用，效果也很好。

3. 气虚致血瘀者应多吃些健脾益气的食物或中药，比如山药、党参等。

4. 气滞血瘀者应多吃行气散瘀的食物，气顺了，血液也就通畅了。

○ 最值得推荐的 N 种活血化瘀食物

活血化瘀食物	活血化瘀功效	注意事项
山楂	味酸、甘，性微温，归脾、胃、肝经，可行气散瘀、消食健胃，用于肉食积滞、胃脘胀满、泻痢腹痛、瘀血经闭、产后瘀阻、心腹刺痛、疝气疼痛、高脂血症等证	脾胃虚弱、反酸胃灼热、实热内盛、表邪未解者及孕妇忌食
黑豆	味甘，性平，归脾、肾经，可活血、利水、祛风，适用于水肿胀满、风毒脚气、黄疸水肿、风痹筋挛等证	孕妇忌食，腹胀者应慎食
黑木耳	味甘，性平，归胃、肝、大肠经，能补气血、活血止血、舒筋活络，适用于血瘀气亏、四肢抽搐、跌打损伤等证	有出血性疾病者忌食，孕妇不宜多吃
醋	味酸、苦，性温，归肝、胃经，有活血化瘀、消食化积的作用，适用于血瘀、食积腹胀、消化不良等证	脾胃湿甚、痿痹、筋脉拘挛及外感初起者忌食
韭菜	味辛，性温，归肝、肾、胃经，其辛辣气味可散瘀活血、行气导滞，适用于跌打损伤、反胃、肠炎、胸痛等证	阴虚内热及疮疡、目疾患者均忌食

○ 最值得推荐的 N 种活血化瘀中药

活血化瘀中药	活血化瘀功效	用法用量	注意事项
姜黄	性温，味辛、苦，归脾、肝经，可破血行气、通经止痛，用于心腹痞满胀痛、胸胁刺痛、风湿肩臂疼痛、妇女血瘀经闭、产后瘀痛等证	3～9克，水煎服或入丸、散	血虚而无气滞血瘀者忌服
桃仁	性平，味甘、苦，归心、肝、大肠经，可活血祛瘀、润肠通便，用于经闭、痛经、癥瘕痞块、跌打损伤、肠燥便秘等证	5～9克，水煎，煮粥，做饼或入丸、散	孕妇、咯血者忌食，月经量多、有出血倾向、脾虚便溏者慎用
红花	性温，味辛，归心、肝经，可活血通经、散瘀止痛，用于经闭、痛经、恶露不行、癥瘕痞块、跌打损伤、疮疡肿痛等证	3～9克，水煎，煮粥或入丸、散	孕妇、月经量多及有出血倾向者忌用
丹参	性微寒，味苦，归心、肝经，可祛瘀止痛、活血通经，用于月经不调、经闭、痛经、癥瘕积聚、胸腹刺痛、热痹疼痛、疮疡肿痛等证	9～15克，水煎，煮粥，泡茶，浸酒或入丸、散	无血瘀证者、月经量多者及孕妇忌用，忌与藜芦同用
川芎	性温，味辛，归肝、胆、心包经，可行气开郁、活血祛瘀、祛风止痛，主治胸胁疼痛、头痛、风湿痹痛、癥瘕结块、月经不调、经闭、痛经、产后瘀痛等证	3～9克，煎汤，研末，泡茶，浸酒或入丸、散	阴虚火旺、上实下虚、气虚出血者及孕妇忌用
益母草	性微寒，味苦、辛，归肝、膀胱、心包经，可活血调经、祛瘀生新、利尿消肿，用于月经不调、痛经、经闭、恶露不尽、水肿、尿少等证	9～30克，水煎或入丸、散	阴虚血少者及孕妇忌食，月经量多、有出血倾向者慎食

○ 活血化瘀必备食疗方

山楂益母饮

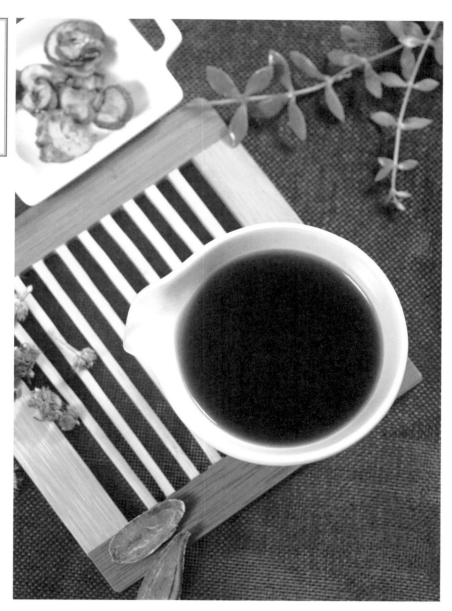

◆原料 山楂 30 克，益母草 20 克，郁金 10 克，红糖适量。

◆做法 先将山楂、益母草、郁金分别洗净，一起放入锅中，加水煎 30 分钟，滤渣取汁，调入红糖，分数次温饮。

◆功效 行气，活血，化瘀。适用于气滞血瘀的子宫肌瘤患者。

☉ 中医外治：这么做可活血化瘀

○ 腹式呼吸调畅全身气血

中医认为，腹部为"五脏六腑之宫城，阴阳气血之发源"，是人体气机升降的枢纽，一旦此处气机不畅，必然会影响全身的血液运行。而腹式呼吸就是对脏腑器官及腹部经络进行的一种良性按摩。这是因为，做腹式呼吸时，腹肌一张一弛，不仅可以使气机上下贯通，还能够疏通腹部的经络，调畅全身气血，达到活血化瘀的目的。

●顺腹式呼吸：仰卧，身体放松，右手放在腹部肚脐处，左手放在胸部，双眼微闭；舌尖抵住上腭，由鼻慢慢吸气，同时胸部保持不动，腹部缓缓向外鼓出至最大限度，这个过程控制在 5 ~ 6 秒；屏息 1 秒，然后用口将气徐徐呼出，同时胸部保持不动，腹部慢慢回缩至最大限度，这个过程也控制在 5 ~ 6 秒。每口气坚持 10 ~ 15 秒钟，循环往复，每次练习 20 ~ 30 分钟，以身体微热、微汗为宜。

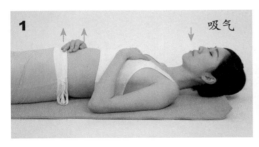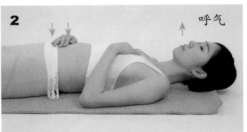

●逆腹式呼吸：盘坐，身体放松，腰身挺直，但不可挺胸，双眼微闭；舌尖抵住上腭，由鼻慢慢吸气，腹腔缓缓向内回缩，同时紧缩会阴、肛门、双臀，将肚脐尽力收缩，紧贴向脊柱，这个过程控制在 5 ~ 6 秒；屏息 1 秒，然后用口将气徐徐呼出，同时腹部向外慢慢鼓出，这个过程也控制在 5 ~ 6 秒；每口气坚持 10 ~ 15 秒钟，每分钟呼吸 4 次，每次练习 30 分钟，以身体微热、微汗为宜。

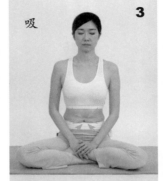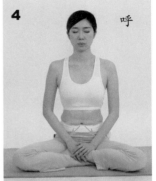

○ 快步走是最便捷、最有效的活血方式

人在行走时，肌肉系统就像一个转动的水泵，能把血液推送回心脏。快步走路可以加快肌肉的运动，能促进全身的血液循环，有利于提高氧气的消耗，还能增加心脏的起搏力度，对改善血瘀体质有很好的效果。

●快步走的正确姿势

1. 挺胸抬头，展开双肩，让肩与臀保持在同一条与地面垂直的直线上。

2. 自然摆臂，注意臂不要摆到肩以上。

3. 步伐要大，速度要快。

4. 将腰部重心置于所踏出的脚上，走时要积极调动全身肌肉，这有助于减轻腰痛、肩痛，并可改善内脏功能。

5. 不能将臀部靠后，否则会增加脊柱和腰部负担，不能达到最佳的运动效果。

●快步走的时间和强度

1. 时间：快步行走 10 分钟应该为 1 千米左右路程（老年人、体弱者可略慢），即每分钟应走 120 ~ 140 步，每日坚持 30 分钟，可一次走完，也可根据个人情况分多次累计完成。

2. 强度：以行走时微汗、微喘，走完后感觉轻松或轻微劳累为最佳。

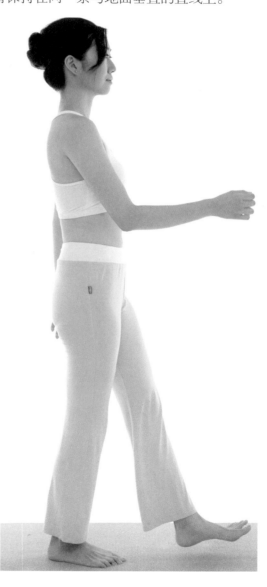

○ 常梳头，也是活血化瘀的好方法

中医认为，头为"诸阳之会、精明之府"，人体的十二条经脉，都在头部交汇，而且头部还有近50个穴位，人体五脏六腑的气血也都聚于头部。经常梳头，可有效刺激这些经络和穴位，起到疏经活络、调理脏腑、活血化瘀的作用。

●梳头的两种方法

1.用手指梳头：双手五指微张，手指屈曲，以指端着力深触头皮；吸气，从前额的发际向颈后的发根处梳，再从头部两侧由前及后地进行梳理；呼气，两手放松，向身体两侧用力甩一下。（图1、2、3、4）重复以上动作，每次梳2～3分钟，每天早、晚各梳1次。

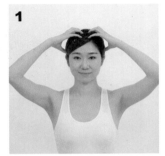
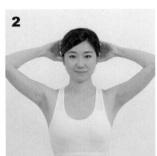
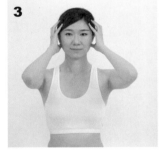
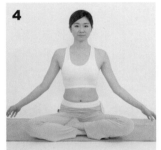

2.用梳子梳头：全身放松，手持梳子与头皮呈90°角，梳齿深触头皮；以头顶的百会穴为中心，顺着头发生长的方向梳刮，连梳6下；换个角度继续梳，要围绕头部梳刮一圈，确保每块头皮都被梳（按摩）到。（图5）重复以上动作，反复梳至头皮微微发热、发麻为宜，每天早、晚各梳1次。

●注意事项

1.梳头动作宜轻、宜缓，力度均匀，一般以感觉头皮微微发热、舒适为度。

2.忌在饱食后梳头，以免影响脾胃的消化功能。

3.用手梳头时保证双手清洁，忌指甲过长或过尖。

4.用梳子梳头，最好选择竹木、桃木或牛角类的梳子，梳齿宜疏密适中，不宜太尖、太密，以免划破皮肤或夹着头发。

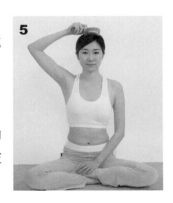

◉ 从生活细节上防瘀血

《医林改错》中说："血受寒则凝结成块，血受热则煎熬成块。"也就是说，寒邪、热邪都是瘀血的致病因素，只有温度适宜才能让血液运行顺畅。所以，为了避免产生瘀血，大家应随时关注气候变化，天冷降温了要注意防寒保暖，及时增加衣物；天热了，气温高的时候要及时减少衣物，防暑降温，避免热邪侵袭。

运动是最便捷的活血化瘀的方法，因为运动可以促进血液循环，使经络、脏腑气血调和。建议大家平时抽出一定的时间坚持运动，比如散步、慢跑、跳健身操、游泳、跳舞、爬山，及练瑜伽、八段锦、太极拳等，都能强健心肺功能，对防治瘀血产生或改善血瘀体质都有很好的效果。当然，做运动前一定要让自己的身体活动开，每次运动要适度，以微出汗为度，要持之以恒，循序渐进。

长时间站立或坐着时，血液容易蓄积下肢，循环不畅，建议每天逆向按摩腿部，可疏通整个腿脚的经络，促进血液循环，起到活血化瘀的作用。具体方法：先活动一下四肢，再坐在凳子上，用双手握住一侧脚腕，同时往上揉搓至膝盖，再按摩另一条小腿。这个方法也同样适用于手臂，单手反向揉搓手臂，从手腕处向肩颈部缓慢揉搓，对疏通上肢气血也很有效。

有宿食的人如何消食导滞

典型症状：胸脘痞闷、腹部胀满、纳差、嗳腐吞酸、舌苔厚腻、大便干燥或酸臭、矢气臭秽等。

易引发的病证：发热、咳嗽、便秘、腹泻、睡眠不安、脾气暴躁、小儿夜啼等。

治疗原则：健脾和胃，消食导滞。

◎ 你为什么会有宿食

久坐不动，缺少运动，肠胃蠕动减慢，消化腺分泌的消化液减少，而致宿食

脾胃运化失常，或脾胃有寒，消化吸收功能减弱，食物经宿不消，停积胃肠

饮食过量，暴饮暴食，超过了脾胃负荷，损伤脾胃功能，使消化吸收能力变差，而形成宿食

宿食的原因

饮食无规律，没有定时定量进食，损伤胃气，影响消化吸收功能，导致饮食阻滞

过食肥甘厚味，脾胃负担过重，无法消化吸收，导致饮食积滞

生活或工作压力过大，精神紧张，影响消化能力，容易引发饮食失调

☉ 饮食内调：这么吃可消食导滞

○ 消宿食应遵循的饮食原则

1.调整饮食结构，以清淡、稀软、易消化的食物为主，忌食肥甘厚味的食物，比如肉类、油炸食品等，以免加重脾胃负担，使积食更严重。

2.一日三餐要定时定量，不能饥一顿饱一顿，影响消化功能的正常运转。

3.饮食有节制，每顿饭吃八分饱即可，切忌暴饮暴食，尤其是晚饭更要少吃。

4.常吃些具有健脾和胃、消食导滞作用的食物，比如山楂、白萝卜等，或者用消食导滞的中药制作药膳。

○ 最值得推荐的 N 种消食导滞食物

消食导滞食物	消食导滞功效	注意事项
山楂	味酸、甘，性微温，归脾、胃、肝经，可消食健胃、行气散瘀，用于肉食积滞、脘腹胀满胀痛、小儿乳食停滞、腹痛泻痢等证	脾胃虚弱、反酸、胃灼热、实热内盛、表邪未解者忌食，胃酸过多者及孕妇慎食
白萝卜	味辛、甘，性凉，归肺、胃经，可下气宽中、消食化滞、开胃健脾、顺气化痰，用于食积腹胀、消化不良、胃纳欠佳、恶心呕吐、泛吐酸水、慢性痢疾等证	脾胃虚寒或阴盛偏寒体质者少食，胃及十二指肠溃疡、慢性胃炎患者忌食
菠萝	味甘、酸，性微寒，归胃、肾经，可健脾消积、解渴、祛痰，改善消化不良、食积等证	高血糖、对菠萝过敏及肠胃不好者忌食生菠萝
柑橘	味甘、酸，性微寒，归肺、胃经，可开胃消食、理气、止渴润肺，改善消化不良、食欲不振等证	糖尿病、胃溃疡、泌尿结石、风寒咳嗽者忌食

○ 最值得推荐的 N 种消食导滞中药

消食导滞中药	消食导滞功效	用法用量	注意事项
木香	味辛、苦，性温，归脾、胃、大肠、三焦、胆经，可健脾消食、疏肝理气、行气止痛、主治脘腹胀痛、食积不消、不思饮食、呕吐、腹痛腹泻等证	3～6克，煮粥，水煎或入丸、散	忌久煎。阴虚火旺、胃气虚弱者忌用
莱菔子	味辛、甘，性平，归脾、胃、肺经，可和胃消食、下气化痰，用于饮食停滞、脘腹胀痛、大便秘结、积滞泻痢、痰壅喘咳等证	5～12克，水煎，煮粥，也可以入丸、散	气虚体质、痰滞者慎食，忌与人参同食
鸡内金	味甘，性平，归脾、胃、小肠、膀胱经，可健脾胃、消积滞，主治食积胀满、呕吐反胃、食欲不振、小儿疳积等证	3～9克，煮粥，水煎，研末，入丸或散	脾虚无积滞者慎食，忌与苹果、柿子、茶叶、咖啡同食
枳实	味苦、辛、酸，性微寒，归脾、胃经，可破气消积、化痰散痞，用于积滞内停、痞满胀痛、泻痢后重、大便不通等证	3～9克，煮粥，水煎，研末，入丸或散	孕妇慎用
神曲	味甘、辛，性温，归脾、胃经，可健脾和胃、消食化积，用于饮食停滞、消化不良、脘腹胀满、食欲不振、呕吐泻痢等证	10～15克，水煎，煮粥或入丸、散	脾阴不足、胃火盛以及孕妇应慎服
砂仁	味辛，性温，归脾、胃、肾经，可温胃醒脾、行气消食、理气和中，主治脘腹胀痛、不思饮食、恶心呕吐、泄泻等证	3～6克，煮粥，研末，水煎（后下），也可以入丸、散	阴虚血燥、火热内炽、肺结核、支气管扩张、干燥综合征者忌用

○ 消宿食必备食疗方

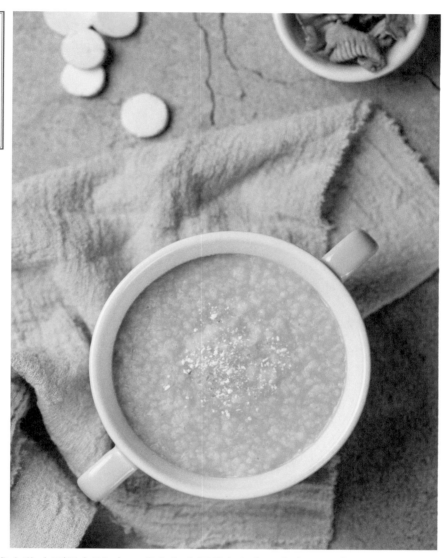

淮山内金粥

◆原料 淮山药（干品）20克，鸡内金（干品）9克，小米150克。

◆做法 1. 将淮山药、鸡内金一起研为细末，小米淘洗干净。

2. 将药末与洗净的小米一起放入锅中，加入适量清水，大火煮沸后，转小火熬煮至米烂粥稠即可。

◆功效 补脾养胃，消食化积。对积食所致的脾胃虚弱、消化功能下降有很好的疗效。

◉ 中医外治：这么做可消宿食

○ 捏脊，强健脾胃消宿食

　　捏脊，简单地说就是用手指捏起脊背上的皮肉，可以疏通经络、振奋脏腑阳气、调理脏腑功能，特别是能强健脾胃的消化吸收功能，对消除饮食积滞效果特别好，所以又称"捏积"。只要掌握了手法，捏脊就很简单，即使没有宿食，每天捏几遍，也会起到很好的养生保健作用。

●定位取穴

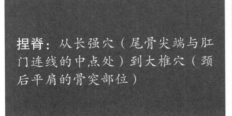

捏脊：从长强穴（尾骨尖端与肛门连线的中点处）到大椎穴（颈后平肩的骨突部位）

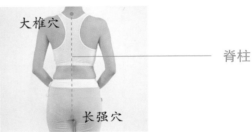

大椎穴

脊柱

长强穴

●捏脊的两种手法

　　1.患者俯卧，操作者将拇指指腹与食指、中指指腹对合，拇指在后，食指、中指在前，自腰骶开始，沿脊柱交替向前捏捻皮肤，每向前捏捻三下，用力向上提一下，至大椎为止，然后以食指、中指、无名指端沿着脊柱两侧向下梳抹。（图1）反复捏4遍。

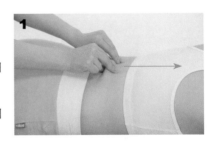

　　2.患者俯卧，操作者将两手的中指、无名指和小指握成半拳状，食指半屈，侧面与拇指对合，拇指在前，食指在后，向前捏捻。每向前捏捻三下，用力向上提一下，至大椎为止，然后以食指、中指、无名指指端沿着脊柱两侧向下梳抹。（图2）反复捏4遍。

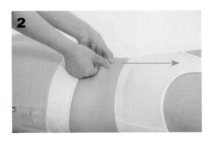

　　注意啦！ 捏脊时，被捏者宜空腹或饭后2小时进行；在操作时，所捏皮肤多少和用力大小要适当，而且要直线向前，不可歪斜，不可捏捏放放。

○ 经常摩腹可消宿食

摩腹，就是对腹部进行按摩，用老百姓的话说就是"揉肚子"。因为消化器官都在腹部，所以经常摩腹能促进肠胃蠕动，起到健脾和胃、消食化滞的功效。有宿食的人不妨每天抽出一些时间来做一做。

●操作方法

1. 摩揉全腹：用手掌掌面或食指、中指、无名指和小指并拢，在全腹做顺时针环形摩动，从上到下，从左到右，每次20～30分钟，以腹腔内感到温热为宜。（图1、2、3、4、5）

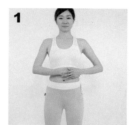

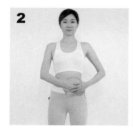 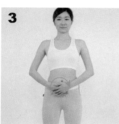 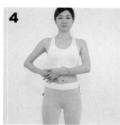 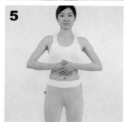

2. 分推腹阴阳：用双手拇指的桡侧缘或四指指腹，沿肋弓边缘，或自中脘至脐，向两旁分推。（图6、7、8、9）每次推5～10分钟，以感到舒适、温热为宜。

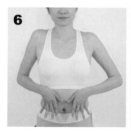 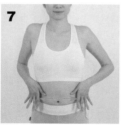 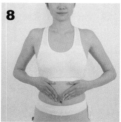 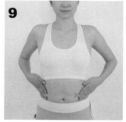

●注意事项

1. 按摩时，要有力道透进去的感觉，就是感觉很有劲，但不觉得痛。

2. 摩腹时，如果腹内出现温热感、饥饿感，或产生肠鸣音、排气等，属于正常反应，不要过于担心。

3. 消化道出血、腹部有急性炎症、癌症或腹部皮肤有化脓性感染的患者，均不宜摩腹。

○ 小儿积食的推拿法

　　小孩子天生脾胃虚弱，在饮食上又不懂得节制，如果家长喂养方法不科学，就很容易出现积食，这里就教给大家一套专治小儿积食的推拿法，操作简单，不管孩子有没有积食，家长们都可以经常为孩子推拿一下。

●揉板门

　　【定位】手掌面大鱼际平面。

　　【操作】家长用拇指指腹按揉孩子的板门，使该处的皮下组织随手指的揉动而滑动，不要在皮肤上摩擦，顺时针、逆时针都可以，揉100～200次。操作时，也可用一手扶住孩子的手，用另一手拇指按揉。

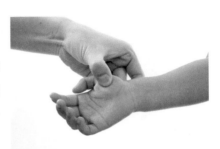

揉板门

　　【功效】健脾和胃，消食化滞，运达上下之气。用于乳食停积、食欲不振、腹泻、呕吐等证。

●补脾经

　　【定位】拇指末节螺纹面。

　　【操作】将孩子拇指微屈，家长用拇指侧面或指腹沿着孩子拇指的侧面，从指尖一直推到指根，推100～300次。用力宜柔和均匀，推动时要有节律。

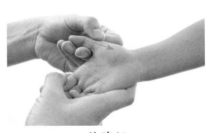

补脾经

　　【功效】健脾胃，补气血。主治消化不良、疳积、呕吐等证。

●清大肠

　　【定位】食指桡侧由指端至虎口成一条直线。

　　【操作】家长一手持孩子的手，用另一只手拇指指端由孩子的虎口推至指端，连推200次。

　　【功效】清热，利湿，通便。主治肺热咳痰、便秘。

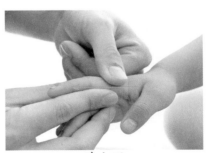

清大肠

●退六腑

【定位】前臂内侧缘，由肘横纹头至腕横纹头成一条直线。

【操作】家长一手持孩子的手，用另一只手食指和中指指腹自孩子的肘横纹头向腕横纹头推300次。

【功效】退脏腑实热。主治一切热证，如咽喉肿痛、大便干燥、高热等。

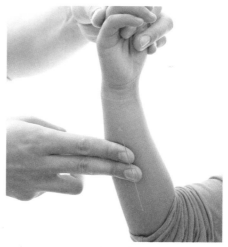

退六腑

●推三关

【定位】在前臂桡侧，自腕横纹至肘横纹成一条直线。

【操作】家长一手扶住孩子的手，另一手食指和中指并拢，沿着孩子前臂桡侧，自腕横纹向肘横纹方向推100～300次。

【功效】补虚扶弱，通过对脏腑功能的调节，促进孩子脏腑功能的恢复。

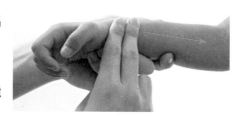

推三关

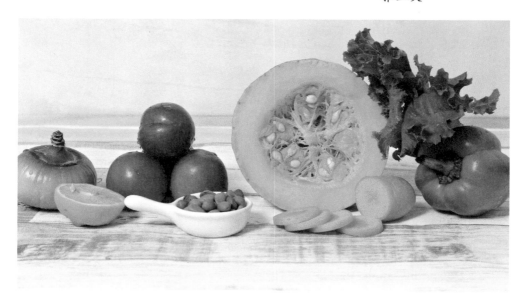

◎ 从生活细节上防宿食

坚持健康的
饮食习惯

宿食与饮食的关系最为密切，所以，要防止宿食，首先要坚持健康的饮食习惯，比如饮食要少盐、少油、少糖、少辛辣，清淡一些，更容易消化吸收；一日三餐饮食要有规律，不能暴饮暴食；早餐要吃好，如果不吃早餐，会影响胃液的正常分泌，损害脾胃功能；晚餐不能吃得太晚、太饱、太好，因为晚餐后运动量比较小，如果肠胃负担过重，时间长了，也会损伤脾胃的消化吸收功能。

少思虑，保持
情绪稳定

中医认为，思伤脾。如果一个人长期处于忧思、焦虑或紧张的情绪下，食欲就会大受影响，久了就会导致脾胃呆滞，运化功能失常。所以，我们要学会改善这些不良情绪，少思虑。如果生活或工作中遇到难题，要学会与人多沟通，以积极、开朗、豁达的态度去面对，不要给自己太大的压力。心情好了，精神放松了，脾胃功能正常，才不会导致宿食。

饭后散散步，
助消化不积食

防治饮食积滞的一个最简单有效的办法就是饭后散散步，这样有助于增强脾胃功能，促进消化。散步时可以一边走路，一边用手掌稍用力摩腹，这样比单纯散步效果更好。具体方法：双手重叠，放于腹部，每走1步就用双手旋转按摩腹部1周，正反方向交替进行。散步的速度应该保持在每分钟20～50步，每次散步的时间应该在15～20分钟。

CHAPTER 4

寒靠祛：
寒邪祛除病不生

寒是致病的祸根，会导致很多疾病，比如感冒、咳嗽、头痛、腹泻等，只有祛除寒邪，让身体暖起来才不生病。所以，当身体受了寒之后，一定要及时祛寒。但寒有外寒、内寒之分，祛寒的方法也各不相同。这一章就是教大家如何用简单有效的方法祛除内、外寒邪。

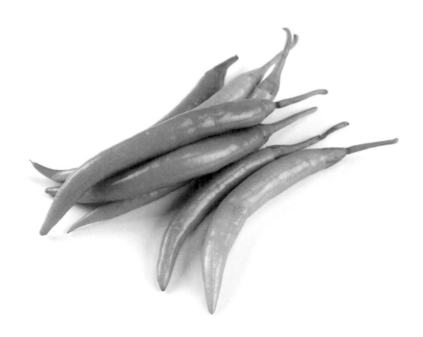

外寒：给身体发发汗可散寒

典型症状：恶寒、发热、无汗、头痛、脘腹冷痛、肠鸣腹泻等。

易引发的病证：感冒、咳嗽、支气管炎、泄泻、肩周炎、腰痛等。

治疗原则：疏风散寒，辛凉解表。

◉ 怎么吃可以发汗散寒

○ 祛外寒应遵循的饮食原则

1.适当多吃五谷杂粮、肉类、鸡蛋、鱼、坚果等，可增加热能，起到驱寒保暖的作用。

2.多吃些温热的、性温味辛的食物，少吃生冷寒凉、黏硬的食物。

○ 最值得推荐的 N 种祛外寒食物

祛外寒食物	祛外寒功效	注意事项
生姜	味辛，性微温，归肺、脾、胃经，可解表散寒、温中止呕，常用于风寒感冒、胃寒呕吐、寒痰咳嗽、寒性腹泻、寒性痛经等证	阴虚内热、胃热、胃溃疡患者应忌食，忌食烂姜
葱白	味辛，性温，归肺、胃经，可发汗解表、散寒通阳，用于外感风寒所致的发热、恶寒、腹泻等证	表虚多汗者忌食
香菜	味辛，性温，归肺、脾经，味香，内通心脾，外达四肢，能辟不正之气，发表透疹，用于感冒无汗、麻疹不透等证	癌症、慢性皮肤病和眼病、气虚体弱、胃及十二指肠溃疡患者不宜多食
红糖	味甘，性温，归脾、肝经，具有健脾暖胃、祛风散寒的作用，常用于外感风寒、脾胃虚寒、胃寒痛、寒性痛经等证	忌一次食用过多，阴虚内热、消化不良、糖尿病患者忌食

○ 最值得推荐的 N 种祛外寒中药

祛外寒中药	祛外寒功效	用法用量	注意事项
防风	味辛、甘，性微温，归膀胱、肝、脾经，可解表祛风、胜湿止痉，治疗外感风寒所致的发热、头痛等证	4.5～9克，水煎或入丸、散	血虚痉急或非风邪所致的头痛患者忌服
荆芥	味辛，性微温，归肺、肝经，可发汗解表、祛风透疹，治疗风寒表证，如发热恶寒、无汗、头痛、身痛等证	4.5～9克，水煎或入丸、散	表虚自汗、阴虚头痛者忌服
麻黄	味辛、微苦，性温，归肺、膀胱经，能发汗散寒、散风透疹，用于风寒感冒、发热恶寒、无汗、头痛、鼻塞、骨节疼痛等证	2～9克，水煎服（宜先煎）或入丸、散	素体虚弱而自汗、盗汗、气喘、阴虚伤食者忌服
香薷	味辛，性微温，归肺、脾、胃经，有发散风寒、发汗解表的作用，常用于暑湿感冒、恶寒发热、头痛无汗、腹痛吐泻、小便不利等证	3～9克，用水煎服	表虚、阴虚有热者忌服
紫苏	味辛，性温，归肺、脾经，能发汗散寒、行气宽中、解郁止呕，用于风寒表证，如恶寒、发热、无汗等证，常配生姜同用	5～9克，水煎服，炒食，煲汤或入丸、散	气虚多汗者忌食，本品芳香，不宜久煮
细辛	味辛，性温，归心、肺、肾经，可祛风散寒、通窍止痛、温肺化饮，用于风寒感冒、头痛、鼻塞、风湿痹痛、痰饮喘咳等证	1～3克，水煎服或入丸、散	气虚多汗、血虚头痛、阴虚咳嗽者忌服。忌与藜芦同用
羌活	味辛、苦，性温，归膀胱、肾经，可散寒、祛风、除湿、止痛，用于风寒感冒、头痛、风湿痹痛、肩背酸痛等证	3～9克，水煎服，泡酒或入丸、散	血虚痹痛患者忌服

○ 祛外寒必备食疗方

神仙粥

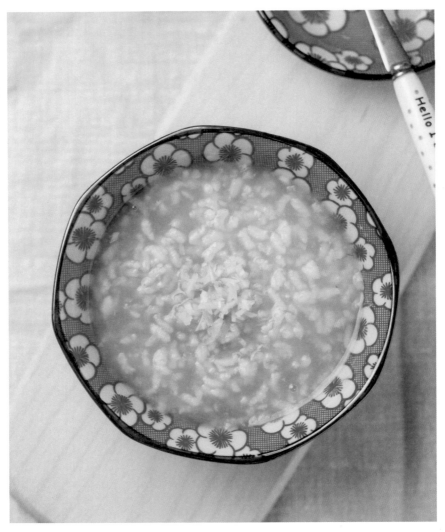

◆ **原料** 糯米 50 克，葱白 7 段，生姜 15 克，食醋 50 毫升。

◆ **做法** 1. 将糯米淘洗干净，放入锅中，加入适量清水煮成粥。

2. 将葱、姜捣烂，放入糯米粥中继续煮 5 分钟。

3. 加入食醋，搅匀后即可。

◆ **功效** 益气补虚，散寒解表。适用于风寒感冒引起的头疼、发热恶寒、浑身酸痛、鼻塞流涕、咳嗽、打喷嚏等证。

◆ **注意** 如果患者腹部饱胀、不思饮食，可去掉糯米。

☉ 中医有哪些祛寒暖身的好方法

○ 艾灸大椎穴、风门穴、风池穴排除寒气

● 定位取穴

大椎穴：在人体的颈部下端，第7颈椎棘突下凹陷处。取穴时，正坐低头，用手可摸到脖子后方最突出的一块骨头，就是第7颈椎，该处下方的空隙处即是

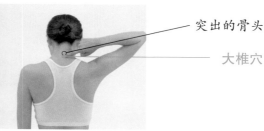

突出的骨头

大椎穴

风门穴：在背部第2胸椎棘突下，旁开1.5寸。取穴时，先找到颈后高骨（第7颈椎棘突），向下2个椎体，再向旁边量取2横指即是

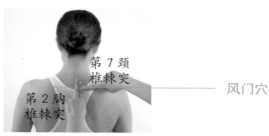

第7颈椎棘突

第2胸椎棘突

风门穴

风池穴：位于颈部耳后发际下的凹窝内。取穴时，用双手掌心贴住耳朵，十指自然张开抱头，拇指往上推，在脖子与后发际的交接线各有一凹陷处即是

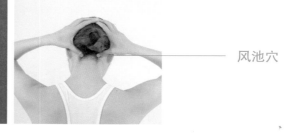

风池穴

● 艾灸方法

施灸者手执点燃的艾条，对准穴位，距皮肤2～3厘米，以被施灸者感到穴位处温热、舒适为度。每穴每次艾灸10～20分钟。

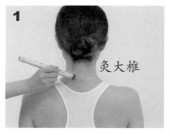

1 灸大椎

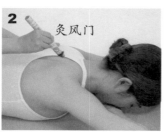

2 灸风门

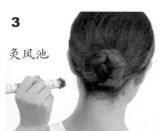

3 灸风池

○ 敲胆经除寒气

寒气会侵袭人体的各个部位，其中大腿外侧是容易被寒气侵入的部位之一，而这里正是足少阳胆经的循行路线，所以，寒气会积存在胆经中，阻碍经络气血的流通。那么，怎样把胆经中积存的寒气清除出去呢？就是敲胆经。经络疏通了，气血畅通，寒邪排出，身体自然而然就变暖了。

●胆经的循行路线

足少阳胆经起于眼外角，向上到达额角部，下行至耳后，外折向上行，经额部至眉上，复返向耳后，再沿颈部侧面行于手少阳三焦经之前，至肩上退后，交出于手少阳三焦经之后，向下进入缺盆部。另外，胆经还包括耳部分支、眼外角分支、缺盆部直行分支、足背分支等。

●敲胆经祛寒的方法

敲胆经只是敲得大腿外侧的胆经有点发热、发麻，就可以达到祛寒的效果，并不要求很正确的穴位，当然如果能够敲到位最好。

具体方法：握拳，用力敲打大腿外侧的胆经，从腿根敲到膝盖，重点敲打环跳、风市、中渎、膝阳关四个穴位，如果遇到有痛感的地方，说明寒气比较重，要反复敲打。每天敲 5 ~ 10 分钟。

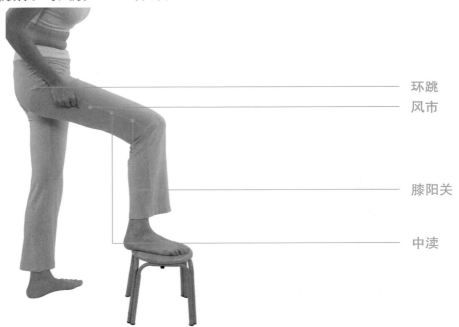

环跳
风市

膝阳关

中渎

○ 足浴祛寒暖身效果好

有句话叫"寒从脚底起"，这是因为脚位于下肢末端，血液供应比身体的其他部位少，且皮下脂肪层比较薄，最容易受寒邪侵袭。所以，用热水泡泡脚，再放入一些祛寒中药，对祛寒暖身来说效果非常好。

●足浴准备

	具体要求
足浴盆	杉木盆、电加热足浴盆、电磁式多功能药浴器等均可，可根据个人喜好自由选择
水温	38～45℃，如果水温过高，容易烫伤皮肤；水温过低，会影响足浴的效果
水量	以没过小腿为宜
时间	20～30分钟，以身体微微出汗为宜
频率	每日1次，睡前1小时进行最佳
可添加的祛寒中药材	艾叶、麻黄、干姜、桂枝、生姜、葱白、细辛等

●祛寒足浴方

1.治风寒感冒、头痛：麻黄8克，葱白35克，羌活、生姜各10克。上药加水煎煮取汁，兑入热水中，先熏足再浴足，每日1次，每次30分钟，出汗即停，可解表散寒。

2.寒性痛经：艾叶50克，干姜40克，桂枝、生姜各30克，细辛10克。上药加水煎煮30分钟，煎好后去渣取汁，倒入足浴器中，待温度适宜后泡脚。每次30分钟，每晚1次，可温经、散寒、止痛。

●足浴的注意事项

1.不适合足浴的人群：严重心脏病、血栓及脑出血未治愈者，足部有炎症、皮肤病、外伤或皮肤烫伤者，出血性疾病、败血病等患者，对温度感应失去知觉者，孕妇。

2.足浴后，要及时擦干，穿上袜子。如果身上出汗了，要及时擦干，以免受寒。

3.足浴后喝一杯温开水，能及时补充足浴时因出汗而丢失的水分。

◉ 从生活细节上来防外寒

衣物得当，避免受寒

要避免受寒，衣物得当很重要，一定要勤看天气预报，及时增减衣物，外出多带件衣物。短裤、低腰裤、露脐装等比较暴露的衣服，或者半湿不干的衣物等，都容易使身体感受寒邪，一定要避免。应选择有一定厚度的鞋子，最好是牛筋底或橡胶底。天气变凉后，要及时更换成能包裹住脚面及脚踝的鞋，并垫上鞋垫，如果脚出汗了，要及时换袜子和鞋垫。

避免错误的生活方式，可防寒邪入侵

在生活起居上，一些错误的生活方式也会给寒邪可乘之机，比如：蒸桑拿、洗热水澡之后，大汗淋漓，却直接吹空调或电扇；洗凉水澡，使寒气乘虚而入；洗头后，不把头发吹干就直接睡觉，而睡眠中，人的阳气内敛，抵抗力会下降，寒湿之气很容易侵入。所以，不论是哪一个季节，生活方式一定要科学，这样才能有效防止寒邪侵袭。

正确使用空调，防寒邪入体

炎热的夏季，很多人一天到晚都离不开空调，但长时间待在温度较低的空调房，很容易受到寒邪侵袭。所以，学会正确使用空调，对预防寒邪非常重要。空调温度调成26℃就好了；开3小时后应开窗通风；空调的风向最好设置成上下或左右摆动的模式，如果空调没有这个功能，建议空调的送风口向上；如果必须在空调房里工作一整天，则应准备一个披肩或空调衫，晚上最好能洗个温水澡，还应多按摩或运动，以免肌肉受寒，变得僵硬不适；晚上睡觉时尽量不要整晚开空调，可以设定开一两个小时自动关，而且要注意盖被子，以防止受寒。

内寒：温补阳气才能散寒

典型症状：形寒肢冷、畏寒喜暖、蜷卧（因为害怕寒冷而身体蜷缩起来，躺在床上）、面色苍白、腹泻便溏、舌润不渴等。

易引发的病证：水肿、痰饮、手脚冰凉、胃痛、便秘、便溏、泄泻、尿频、痛经、不孕等。

治疗原则：温阳散寒。

你为什么会有内寒

阳气素虚，阴寒内盛，身体失于温煦所致

因劳心劳力、年龄增大、睡眠不佳等，导致心阳不足，使虚寒内生

脾为后天之本，气血生化之源，脾阳能达于肌肉、四肢，若脾阳虚衰，失于温运，则阴寒内生

内寒的原因

肾阳为人身阳气之根本，能温煦全身的脏腑组织，若肾阳虚衰，温煦失职，气化失权，则阴寒内生

◉ 怎么吃才能温阳散寒

○ 祛内寒应遵循的饮食原则

1. 多吃温热的食物，忌食生冷寒凉的食物。

2. 常吃性质温热、有温中散寒作用的食物，如羊肉、桂圆等，也可以与肉桂、干姜、小茴香等搭配做成药膳。

3. 适当多吃些辛辣食物，可促进血液循环，起到祛内寒的作用，如辣椒、花椒等。

○ 最值得推荐的 N 种祛内寒食物

祛内寒食物	祛内寒功效	注意事项
羊肉	味甘，性温，归脾、肾经，具有补肾壮阳、暖中祛寒、温补气血的功效，用于肾虚腰痛、形瘦怕冷、病后虚寒、产后大虚等证	暑热天或发热、牙痛、水肿及热证患者慎食
花椒	味辛，性温，归脾、胃、肾经，能温中散寒、除湿止痛，用于脘腹冷痛、呕吐泄泻、风寒湿痹等证	阴虚火旺者忌食
辣椒	味辛，性热，归心、脾经，有温中散寒、下气消食的功效，可用于胃寒气滞、脘腹胀痛、呕吐、泻痢、冻疮等证	阴虚火旺、咳嗽、目赤、疮疖、消化道溃疡及诸出血症者忌食
黑胡椒	味辛，性热，归胃、大肠经，可温胃散寒、止痛消痰，用于胃脘冷痛、受寒腹痛、反胃呕吐等证	阴虚火旺者忌食
桂圆	味甘，性温，归心、脾、胃经，可以温补脾胃、养血安神，用于体虚怕冷、脾胃虚寒、脾虚泄泻、气血亏虚等证	脘腹胀满、湿热重、小儿疳积、便秘、糖尿病、龋齿、牙痛及痰热咳嗽患者忌食

○ 最值得推荐的 N 种祛内寒中药

祛内寒中药	祛内寒功效	用法用量	注意事项
肉桂	性大热，味辛、甘，归肾、脾、心、肝经，可补元阳、暖脾胃、除积冷、通血脉，用于肾阳虚所致的阳痿、遗精、痛经、闭经、面赤足冷、虚寒吐泻、产后瘀痛等证	1～4.5克，水煎，煲汤，也可以入丸、散	阴虚火旺、出血证患者及孕妇忌用
干姜	性热，味辛，归脾、胃、肺、肾、心经，可温中散寒、回阳通脉、燥湿消痰，用于体寒血冷、脘腹冷痛、呕吐泄泻、肢冷脉微、痰饮喘咳等证	3～9克，水煎，煲汤，也可以入丸、散	阴虚有热、血热妄行者忌食，孕妇慎用
小茴香	性温，味辛，归脾、胃、肝、肾经，可温肾散寒、和中暖胃、行气止痛，用于寒凝气滞、痉挛疼痛、脾胃虚寒等证	3～6克，水煎，煲汤或入丸、散	阴虚火旺者应忌用
附子	性大热，味辛、甘，有毒，归心、肾、脾经，其祛寒力强，有散寒除湿、回阳救逆、补火助阳的作用，用于寒邪内侵之胃腹疼痛、泄泻，以及寒湿阻络之痹痛	3～15克，水煎服或入丸、散	孕妇忌用。忌与半夏、瓜蒌、贝母、白蔹、白及同用
丁香	性温，味辛，归脾、胃、肺、肾经，可温中降逆、补肾助阳，用于胃寒呃逆、肾阳虚衰、寒疝腹痛等证	1～3克，水煎服或入丸、散	热病、阴虚内热者忌用。忌与郁金同用
吴茱萸	性热，味辛、苦，有小毒，归肝、脾、胃、肾经，可散寒止痛、助阳止泻，用于厥阴头痛、寒疝腹痛、经行腹痛、脘腹胀痛、五更泻等证	2～5克，水煎或入丸、散	阴虚火旺者应忌用

○ 祛内寒必备食疗方

姜艾红糖水

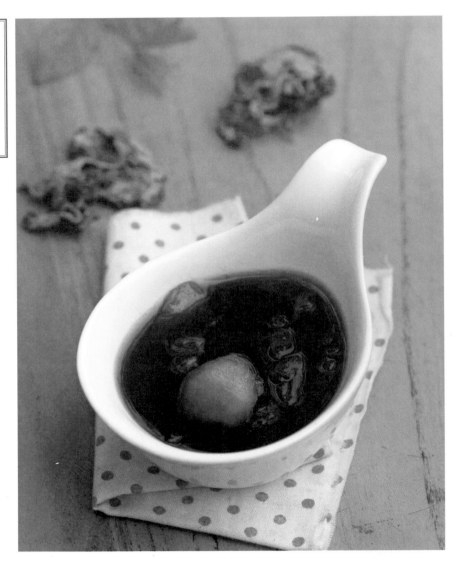

◆原料 艾叶9克，生姜2片，红糖适量。

◆做法 1. 将艾叶、生姜一起放入锅中，加水煎煮20分钟。

2. 调入红糖，搅至溶化即可。

◆用法 每日2次，经前温服，连服3~5天。

◆功效 温中散寒，温经止痛。适用于少腹冷痛、经寒不调、宫冷不孕、虚寒型出血等证。

☉ 中医有哪些温阳散寒的好方法

○ 艾灸扶阳祛寒，温通人体经络

中医认为，艾叶性温，属纯阳之性，用艾条或艾炷来温灸补阳穴位，具有温通经脉、行气活血、理气祛寒的作用。

●艾灸温阳祛寒的常用方法

艾灸法	操作方法	祛寒功效
温和灸	将艾条的一端点燃，对准应灸的穴位或病灶，距离皮肤2～3厘米处进行熏灸，使患者局部有温热感而无灼痛感为宜	灸火柔而温，渗透力极强，可发挥刺激穴位和燃艾温热刺激的双重作用，达到祛寒的目的
隔姜灸	将新鲜生姜切成2～3厘米长、2～3毫米厚的薄片，并用针或牙签在姜片上刺许多小孔，上置艾炷放在应灸的部位，然后点燃施灸	生姜有温中散寒、调和营卫、祛痰下气等功效，此法适用于寒性腹痛、腹泻、寒咳、关节疼痛等各种虚寒病证
隔盐灸	取纯净、干燥的细白盐适量，可炒至温热，纳入脐中，使之与脐平，然后上置艾炷，点燃施灸，至局部稍感烫热，即更换艾炷	食盐咸寒，入肾经，此法可温阳散寒、回阳、救逆、固脱、温补下元，常用于治疗阴寒腹痛、泄泻、霍乱、吐泻、痢疾、小便不通、四肢冰冷等证

●艾灸温阳祛寒常用穴位

神阙、气海、关元、足三里等穴位都是人体重要的养生穴位，有内寒的人不妨每天挑选2～3个穴位，每穴艾灸10～20分钟，温补脾肾阳气，达到祛寒暖身的功效。

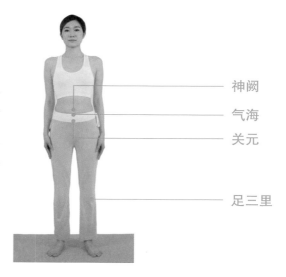

神阙

气海

关元

足三里

○ 热敷温阳穴位可温阳祛寒

热敷疗法，即用热毛巾、热水袋、热盐或中药汤剂等热的物体放置在痛处来消除或减轻疼痛的方法。其原理是扩张局部的血液循环，起到祛寒消肿、减轻疼痛和消除疲劳的作用。所以，有内寒的人可以经常热敷一下前面介绍的那些助阳穴位。

热敷温阳祛寒的常用方法

热敷法		操作方法
热水袋热敷法		取热水袋灌入 60 ～ 70℃热水，外包一层毛巾，放置于温阳穴位或患处
炒盐热敷法		取 500 克粗盐，炒热后装入布袋，温度适宜时敷在温阳穴位或患处，每次 30 分钟
姜渣热敷法		取生姜 500 克，洗净捣烂，挤出姜汁，然后将姜渣放在锅内炒热，用布包好后敷在温阳穴位或患处，凉了后再倒入锅内，加些姜汁，加热后再敷
毛巾热敷法		将干净的毛巾放在热水中浸湿后，拧干，敷在温阳穴位处或患处，然后用干毛巾或棉垫盖上以保持热度，毛巾的温度以人体的耐受度为限，每次持续热敷约 15 ～ 20 分钟
中药热敷法	药包热敷	将选好的药物在锅内煮热，用布包裹，敷于患病部位或温阳穴位，每次热敷时间不宜超过 30 分钟，每日 2 次
	药饼热敷	将药物研极细末，加入适量面粉做成饼状，加热后，将药物细末散于热饼上，再将药饼敷于患病部位或温阳穴位，凉后即换
	药末热敷	将选定的药物共研细末，或将所选用的药物捣烂，用布包好蒸热，温度适宜时敷在患病部位或温阳穴位上
	药液热敷	将药物煎熬后，用纱布蘸取药液，直接敷于患病部位或温阳穴位上
	药渣热敷	将选好的药物煎煮，去汁存渣，用其药渣热敷于患病部位或温阳穴位，并施盖纱布等物或用热药汁淋洒，以防散热太快
	药酒热敷	将所用的药酒蒸热，用纱布或棉花蘸取药酒，直接敷于患病部位或温阳穴位

○ 三伏贴冬病夏治祛虚寒

三伏贴是中医内病外治、冬病夏治的一种传统疗法，"冬病"指好发于气候寒冷的冬季，或在冬季加重的病证，比如哮喘、慢性咳嗽、慢性支气管炎、慢性腹泻、过敏性鼻炎、痛经等。这些疾病往往都是由于体质虚寒、阳气不足造成的，所以治疗的根本就是要补阳祛寒，而在阳气最盛的夏季用三伏贴治疗，祛寒效果最好。

所谓"三伏"是初伏、中伏、末伏的统称，是一年中最热的时候，也是机体阳气最旺、人体气血最为通畅、体内凝寒之气易解的时候，皮肤松弛，毛孔张开，此时将阳性的药物贴敷在人体的温阳穴位上，更有利于药物的渗透和吸收，以温补阳气、利湿散寒、活血通络，祛除体内沉积的寒气。

现在很多人经常熬夜、长时间吹空调、爱吃冷饮，体内积存了很多寒气，大多都是虚寒体质，常有怕冷、怕风、平时易感冒或冬季反复感冒等症状，用三伏贴在夏天扶阳，给身体进行温补，正好适合这些阳虚内寒之人。

●选取穴位

肾俞穴：在背部，第2腰椎棘突旁开1.5寸处。先取肚脐对应的第2腰椎，再向旁边量取2横指即是

第2腰椎棘突

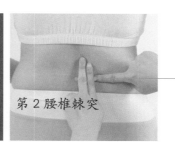

肾俞穴

命门穴：位于腰部，第2腰椎棘突下。取穴时，从肚脐处水平绕腰腹一周，与后正中线交点，按压有凹陷处即是

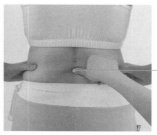

命门穴

●操作方法

将三伏贴的保护纸撕掉，将中间的膏药对准上述穴位，平整地贴好，2～3小时后再揭下即可。

◎ 从生活细节上防内寒

保证充足的睡眠，不熬夜

要想祛内寒，充足的睡眠不可少，因为熬夜最容易损伤人体的阳气，而阳虚则生内寒。所以，不论工作有多忙，晚上 10 点就要睡觉，保证睡眠充足，尽量不要熬夜。

多晒晒太阳，可以祛寒暖身

有内寒的人多晒晒太阳，可以提升阳气、祛寒暖身。晒太阳时，多晒晒头部、背部、手、脚等经穴多的部位，每次 20 ~ 30 分钟就可以了。但要注意，一般夏季早晨和傍晚晒太阳比较好，而冬季应选在上午 10 点以后阳光充足的时候晒。

少吃生冷、寒凉食物

脾胃最喜欢温暖的食物，生冷食物对脾胃的伤害非常大，尤其在夏季食用过多冰镇饮料、冰镇的瓜果等，更容易伤及脾胃，引起胃胀疼痛、腹泻、呕吐等病证。如果长期过量食用生冷寒凉食物，寒气就会积聚在身体里，损伤阳气，导致脾胃虚寒。

身体犯懒，寒气自生

动为阳，静为阴，只有常运动，阳气才会充足，也就不容易生寒了。因此，建议大家都动起来，即使没有专门的时间做运动，每隔 1 ~ 2 小时从座位上站起来，活动一下，让周身的气血运行起来，也能避免寒邪内生。

CHAPTER 5

热要清：
内热、外热分别怎么清

　　《景岳全书》中说"凡热病之作，亦自有内外之辨"。意思是说，凡是身体因为热造成的疾病，都会有内热、外热之分。所以在清热治病的时候，首先要分清是内热致病还是外热致病。只有辨证清楚了，才能对症调治，从根本上调理好身体。

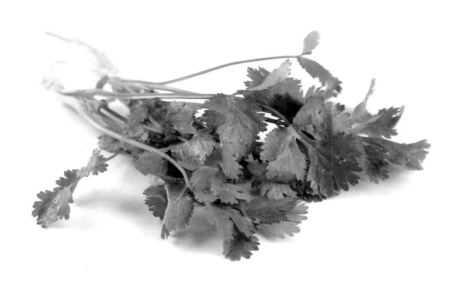

外热：宜疏风散热

典型症状：初起发热重，恶寒轻，头痛，脉浮，继而壮热、烦渴、咽喉肿痛、鼻塞、咳嗽、脉洪数，常易生风动血。

易引发的病证：感冒。

治疗原则：疏风散热，辛凉解表。

◉ 清外热要怎么吃

○ 清外热应遵循的饮食原则

1.饮食一定要清淡，多吃维生素C含量高的蔬果，如菠菜、西兰花、西红柿、青椒、猕猴桃、柑橘等，增强免疫功能。

2.忌吃滋补、肥甘厚味、辛辣、煎炸、烧烤等一切容易助热上火的食物，如羊肉、鱼虾、人参、桂圆、油条、肥肉等，尤其是在干燥多风的春秋季或炎热的夏季更要注意。

3.多喝白开水，或者喝一些能疏风散热的茶饮，比如菊花茶、薄荷茶、桑菊茶等，效果都不错。但一定要注意少喝各种酸甜饮料，以及咖啡、浓茶、酒等燥热性的饮品，它们都容易使火气更旺。

○ 最值得推荐的 N 种清外热食物

清外热食物	清外热功效	注意事项
菊花	味甘、苦，性微寒，归肺、肝经，能疏散风热、清肝明目，常与桑叶同用，对治疗外感风热、发热头痛、目赤肿痛、眼目昏花等证有效	气虚胃寒、食少泄泻者忌用
薄荷	味辛，性凉，归肺、肝经，辛能发散，凉能清利，是疏散风热的佳品，用于外感风热、头痛、目赤、咽喉肿痛、喉痹、口疮、胸胁胀闷等证	阴虚血燥、肝阳偏亢、表虚汗多者忌服

○ 最值得推荐的 N 种清外热中药

清外热中药	清外热功效	用法用量	注意事项
桑叶	味甘、苦，性寒，归肺、肝经，善于散风热而泄肺热，且可清肝火，常用于外感风热、咳嗽、头晕头痛、目赤昏花等证	5～9克，水煎，泡茶饮用，或入丸、散	脾胃虚寒者忌用
金银花	味甘，性寒，归胃、肺、心经，能疏散风热、清热解毒，用于外感风热或温病发热、中暑、热毒血痢、口腔溃疡、痈肿疔疮、喉痹及多种感染性疾病	6～15克，水煎服，泡茶饮用，或入丸、散	脾胃虚寒以及气虚疮疡脓清者忌服
连翘	味苦，性微寒，归肺、心、小肠经，可清热解毒、消肿散结、透热达表、清里热、解疮毒，常用于风热感冒、温病初起、乳痈、疮毒等证	6～15克，水煎，泡茶饮用，或入丸、散	脾胃虚弱、气虚发热、痈疽已溃者忌服
穿心莲	味苦，性寒，归心、肺、大肠、膀胱经，既能清热解毒、凉血消肿，又兼透表，可用于感冒发热、咽喉肿痛、口舌生疮、痈肿疮疡等证	6～9克，水煎服或入丸、散	阳虚证及脾胃弱者慎服
牛蒡子	味辛、苦，性寒，归肺、胃经，可疏散风热、宣肺透疹、解毒利咽，用于风热感冒、咳嗽痰多、麻疹、风疹、咽喉肿痛、痄腮、丹毒等证	6～12克，水煎服或入散	本品能滑肠，气虚便溏者忌用
蝉蜕	味甘，性寒，归肺、肝经，能疏散风热、利咽开音、透疹，用于风热感冒、温病初起、咽痛音哑、麻疹不透、风疹瘙痒等证	3～6克，水煎服或入丸、散	孕妇慎服

○ 清外热必备食疗方

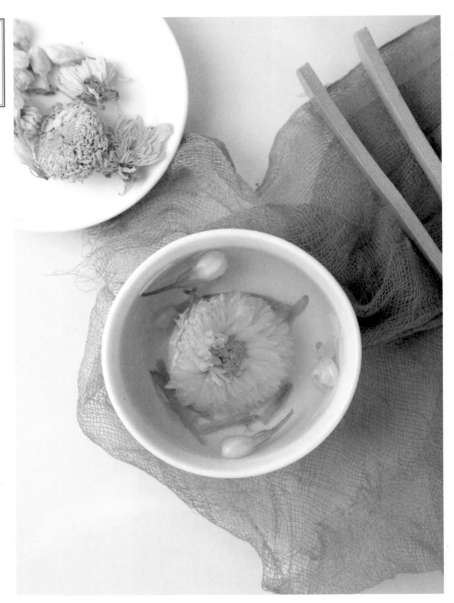

三花茶

◆原料　金银花 15 克，菊花 10 克，茉莉花 3 克。

◆做法　将金银花、菊花、茉莉花放入茶杯中，用沸水冲泡，闷泡10 ~ 15分钟即可。

◆用法　每日 1 剂，代茶饮用。

◆功效　清热解毒，对缓解外感风热所致的感冒、咽喉肿痛等证效果显著。

⊚ 中医有哪些疏风散热的好方法

○ 刺激大椎穴、风池穴可疏风散热

● 定位取穴

大椎穴：在人体的颈部下端，第7颈椎棘突下凹陷处。取穴时，正坐低头，用手可摸到脖子后方最突出的一块骨头，就是第7颈椎，该处下方的空隙处即是

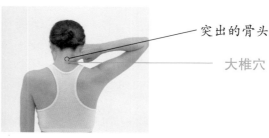

突出的骨头

大椎穴

风池穴：位于颈部耳后发际下的凹窝内。取穴时，用双手掌心贴住耳朵，十指自然张开抱头，拇指往上推，在脖子与后发际的交接线各有一凹陷处即是

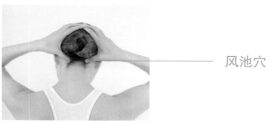

风池穴

● 大椎穴的刺激方法

用温水拭干净大椎穴部位，并涂抹适量刮痧油，用刮痧板用力快速刮几下，使穴位处出痧，痧退之后可继续刮。如此反复，可有效退热。

● 风池穴的按摩方法

1.拿风池：用拇指、食指捏住两侧的风池穴，拿捏30次，力度以能忍受为宜。

2.按压法：双手十指自然开张，以双手拇指分别按压两侧风池穴，反复按压3~5分钟，以穴位处发热且稍感酸胀为好。

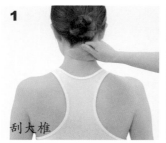

刮大椎

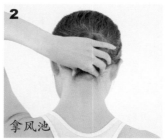

拿风池

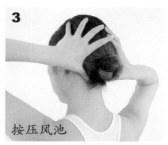

按压风池

○ 背部刮痧可有效散风热

疏风散热还有一个有效的方法，就是背部刮痧。人体背部有足太阳膀胱经和督脉循行，它们都是阳经，很容易受寒热之邪侵袭，背部刮痧主要就是刮这两条经络。其中督脉总督一身之阳经，调节着一身的阳经气血，有"阳脉之海"之称。膀胱经上分布着人体五脏六腑的背俞穴，背俞穴可散发脏腑之热。所以，在背部刮痧，不仅能疏风散热，还可以调节脏腑功能，对祛除体内热邪效果显著。

●定位取穴

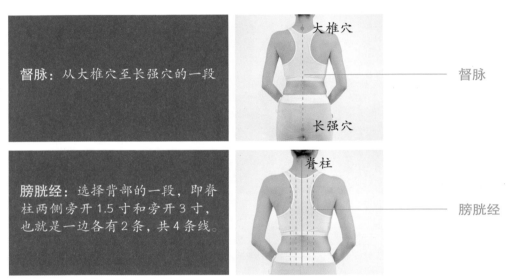

督脉：从大椎穴至长强穴的一段

大椎穴

督脉

长强穴

膀胱经：选择背部的一段，即脊柱两侧旁开1.5寸和旁开3寸，也就是一边各有2条，共4条线。

脊柱

膀胱经

●刮痧方法

用刮痧板蘸取适量刮痧油，从上至下分别刮拭督脉和膀胱经，每条经络反复刮拭20～30次，力度适宜，刮至出痧效果最佳。

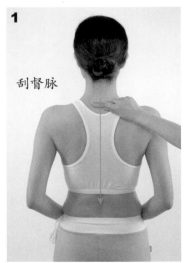

1

刮督脉

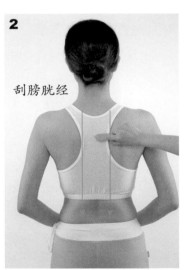

2

刮膀胱经

◎ 如何从生活细节上预防外热侵袭

夏季气温高，暑热邪盛，因此应避免在强烈的阳光下暴晒，最好不要在 10 点至 16 点时在烈日下行走，或者进行户外工作。外出时，应穿棉、麻、丝类的浅色或素色的衣裤，少穿化纤品类服装，以免大量出汗时不能及时散热，引起中暑；也不要穿得过少或打赤膊，否则皮肤不但散热功能减弱，反而会从外界环境中吸收热量，容易被紫外线灼伤。另外，还应采取一定的防晒措施，如戴遮阳帽或打遮阳伞等。

夏季温度高，不注意就容易中暑，所以早晚气温低时可开窗通风换气，中午气温高时则应紧闭门窗，拉好窗帘。可适当使用空调或风扇，空调温度设定在 26 ~ 28℃左右，室内外温差不要太大，否则从凉爽的屋里进入室外的高温环境里，更容易被热邪所伤。还可以用稍低于体温的温水冲澡，睡前洗效果最好。出汗多时宜用温热的毛巾擦身，可促使皮肤透气，达到降温目的。亦可随身准备藿香正气水、清凉油等，以预防中暑。

夏至时节气温高，人体内的水分大量流失，应及时补充水分，根据气温的高低，每天喝 1.5 ~ 2 升水。注意不要等口渴了才喝水，因为口渴就表示身体已经缺水了。最好是喝白开水或加淡盐的温开水。果汁、可乐、雪碧等饮料要少喝，因为其中含有较多的糖和电解质，喝多了会对胃肠产生不良刺激，影响消化和食欲。另外，还可以多喝些绿豆汤、酸梅汤、菊花茶、苦丁茶等来清热解暑、生津止渴，也可适当多吃些富含水分的瓜果蔬菜，如西瓜、葡萄、黄瓜、西红柿等。

内热：是泻火还是滋阴，需辨清虚实再清热

典型症状：实热：壮热、面赤、口渴喜冷、小便黄赤、大便秘结，甚则狂躁、昏迷、舌红苔黄等。虚热：五心烦热、午后颧红、失眠盗汗、口燥咽干、眩晕、耳鸣、舌红少苔等。

易引发的病证：发热、咳嗽、痰饮、咽喉炎、口腔溃疡、口臭、牙痛、流鼻血、高血压、脑卒中、失眠、消渴、便秘、泄泻等。

治疗原则：实热：清热泻火。虚热：滋阴清热。

◎ 你为什么会有内热

阳气过亢，机能亢奋，以致伤阴耗液而生内热

风、寒、暑、湿、燥等外邪，在体内郁结过久化热、化火

痰浊、瘀血、食积、虫积等病理性代谢产物，在体内郁而化火、实热内结所致

内热的原因

由于精神情志的刺激，影响了机体阴阳、气血和脏腑的生理平衡，造成气机郁结，气郁日久则从阳而化热，使火热内生

由于精亏血少，阴液大伤，阴虚阳亢，导致虚热、虚火内生

⊙ 身体有内热应该怎么吃

○ 清内热应遵循的饮食原则

1.饮食要清淡、易消化，多喝水，忌食肥甘厚腻、辛辣刺激的食物，戒烟酒。

2.有实火的人宜多吃些清热祛火、偏凉性的食物，如绿豆、西瓜、白菜、苦瓜、荸荠等。

3.有虚火的人可以多吃些养阴清热的食物，如鸡蛋、银耳、山药、梨、枇杷、蜂蜜、酸梅、乌梅等。

○ 最值得推荐的 N 种清内热食物

清内热食物	清内热功效	注意事项
绿豆	味甘，性凉，归心、胃经，具有清热泻火、消暑利水的功效，用于暑热烦渴、水肿、丹毒、痈肿等证	素体阳虚、脾胃虚寒、泄泻者忌食
苦瓜	味苦，性寒，归肝、心、肺经，可泻六经实火、清暑益气、止烦渴，用于暑热烦渴、消渴、赤眼疼痛、痢疾、疮痈肿毒等证	孕妇及脾胃虚寒者忌食
西瓜	味甘，性寒，归心、胃、膀胱经，有清热解暑、泻火除烦的作用，尤其适宜夏季心火旺、暑热烦渴、高热不退、小便不利者食用	脾胃虚寒、腹泻、口腔溃疡、糖尿病、肾功能不全、感冒初期患者及产妇均应少食或不食
银耳	味甘、淡，性平，归肺、胃、肾经，质润多液，滋润而不腻滞，可养阴清热、润燥生津，适宜阴虚火旺、肺源性心脏病、津少口渴者调补食用	风寒咳嗽、湿痰壅盛、腹泻者忌食
梨	味甘、微酸，性凉，归肺、胃经，能滋阴清热、生津润燥，可用于内热所致的烦渴、咳喘、痰黄等证	脾胃虚寒、风寒咳嗽、寒性痛经者及产妇忌食

○ 最值得推荐的 N 种清内热中药

清内热中药	清内热功效	用法用量	注意事项
决明子	味甘、苦、咸，微寒，归肝、大肠经，能清泻肝胆郁火，用于目赤涩痛、畏光多泪、头痛眩晕、目暗不明等证	9～15克，水煎服，泡茶	泄泻和血压低者慎用，忌与大麻子同用
葛根	味甘、辛，性凉，归脾、肺、胃经，能除脾胃虚热，有生津止渴的作用，用于热病口渴、消渴、热痢、泄泻等证	9～15克，水煎服或捣汁	胃寒、夏季表虚汗多者忌用
麦冬	味甘、微苦，性微寒，归胃、肺、心经，可养阴益胃、生津润肺，用于肺燥干咳、阴虚伤津、内热消渴等证	6～12克，水煎，泡茶，煲汤，煮粥	脾胃虚寒、感冒者忌服
黄连	味苦，性寒，归心、脾、胃、肝、胆、大肠经，可清热燥湿、泻火解毒，善清上焦火热，用于热病高热、湿热痞满、心烦不寐、目赤、牙痛、痈肿疔疮等证	2～5克，水煎服或入丸、散	阴虚烦热、脾胃肾虚寒者忌服。忌与菊花、芫花、玄参、白鲜皮、款冬、白僵蚕、牛膝同用
沙参	味甘、微苦，性微寒，归肺、胃经，可补气养阴、祛热清肺，用于气虚阴亏、阴虚久咳、燥咳痰少、口渴等证	10～15克，水煎，泡茶，煲汤，煮粥或入丸、散	风寒咳嗽、脏腑无实热者忌服。忌与藜芦共用
大黄	味苦，性寒，归脾、胃、大肠、肝、心包经，可泻热毒、破积滞、行瘀血，用于实热便秘、目赤咽肿、齿龈肿痛、食积痞满、痈疡肿毒等证	3～15克，水煎服（用于泻下不宜久煎）或入丸、散	孕产期女性忌用，表证未解、血虚气弱、脾胃虚寒及无实热、积滞、瘀结者均忌用

○ 清内热必备食疗方

梨藕汁

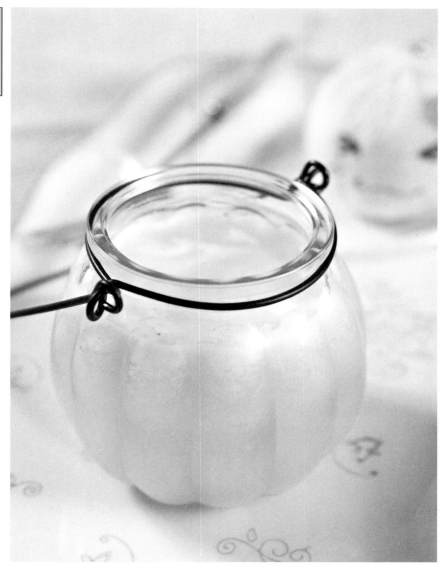

◆原料 梨 1 个，新鲜莲藕 100 克，蜂蜜适量。

◆做法 1. 梨去皮、去核，切小块；莲藕去皮，切小块。

2. 将莲藕块、梨块一起放入榨汁机，加入适量白开水，榨汁后过滤一下，
调入蜂蜜拌匀即可。

◆功效 可滋阴，清热，润肺。适宜有虚火者调养食用。

中医清内热的外治方法

○ 心有实火刮少府穴、劳宫穴，心有虚火揉少海穴、涌泉穴

少府穴、劳宫穴分别是心经和心包经的荥穴，五行属火，用刮痧法可清心热、安心神，治疗心火亢盛引起的失眠、神经衰弱、烦躁易怒等证。少海穴为心经合穴，五行属水，按揉此穴可滋阴清热，治疗五心烦热、盗汗等心虚火症状。涌泉穴为肾经首穴，肾的经气从涌泉穴生发出来，而在中医五行中，肾主水，肾水能克心火，所以按摩涌泉穴，能使肾气更为旺盛，从而上克心阳，达到泻心火的目的。

●定位取穴

少府穴：在手掌面，横平第5掌指关节近端，第4、5掌骨之间。取穴时，半握拳，以无名指、小指的指尖切压在掌心内第1横纹处，小指指尖下凹陷处即是

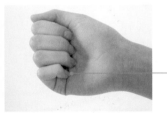

少府穴

劳宫穴：在手掌心，第2、3掌骨之间偏于第3掌骨。取穴时，握拳屈指，中指尖处即是

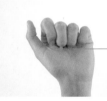

劳宫穴

少海穴：位于肘横纹内侧端与肱骨内上髁连线的中点处。取穴时，坐位，屈肘成直角，肘横纹内侧端可触及一凹陷，按压有酸麻感处即是

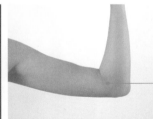

少海穴

涌泉穴：位于足底部，蜷足时足前部凹陷处，约第2、3趾趾缝纹头与足跟连线的前1/3处

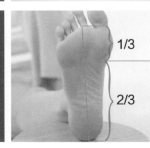

1/3

2/3

涌泉穴

●刺激方法

1.刮痧板蘸取适量刮痧油，将刮痧板的后边角与皮肤呈90°向下按压，分别刮拭少府穴、劳宫穴，力量逐渐加重，以能耐受为宜，保持数秒后快速抬起，如此操作3～5分钟。

2.用拇指指腹分别按揉少海穴、涌泉穴，每穴每次揉3～5分钟。

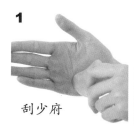
刮少府

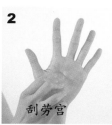
刮劳宫

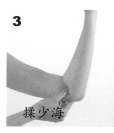
揉少海

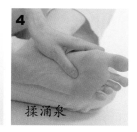
揉涌泉

○ 胃有实火刮合谷穴、内庭穴，虚火揉足三里穴、三阴交穴

合谷穴为手阳明大肠经之原穴，内庭穴是胃经的荥穴，在这两个穴位处刮痧，可清阳明之郁热，主治各种由胃火引起的热证、上火症状。足三里穴能强健脾胃功能，三阴交穴可同时补肝、脾、肾三脏之阴，二者合用可滋阴清热。

●定位取穴

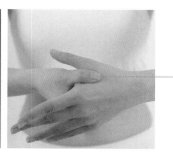

合谷穴：位于手背面第1掌骨和第2掌骨之间。取穴时，拇指、食指张开，以其中一只手的拇指指骨关节横纹，放在另一只手的虎口上，拇指尖下即是

合谷穴

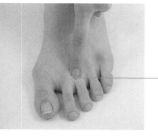

内庭穴：位于足背，第2、3趾缝间的纹头处，按压有酸胀感

内庭穴

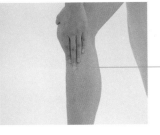

足三里穴：位于外膝眼下 3 寸，胫骨外侧约 1 横指处。取穴时，弯腰，将同侧手的虎口围住髌骨的外上缘，其余 4 指向下，中指指尖处即是

足三里穴

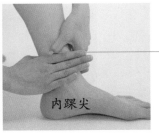

三阴交穴：位于内踝尖直上 3 寸，胫骨后缘。取穴时，正坐，屈膝，从内踝尖向上量取 4 横指，食指上缘与小腿中线的交点处即是

三阴交穴

内踝尖

●按摩方法

1. 刮痧板蘸取适量刮痧油，分别刮拭合谷穴、内庭穴，反复刮 2 ~ 3 分钟。

2. 用拇指指端分别按揉两侧的足三里穴、三阴交穴，每穴每次按揉 2 ~ 3 分钟，以穴位处有酸胀、发热的感觉为宜。

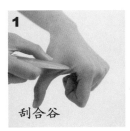

1 刮合谷

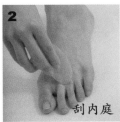

2 刮内庭

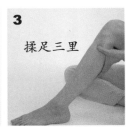

3 揉足三里

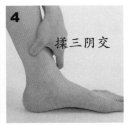

4 揉三阴交

○ 肝胆实火刮行间穴、太冲穴，虚火揉曲泉穴、复溜穴

●定位取穴

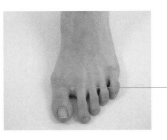

行间穴：在足背侧，第 1、2 趾两趾之间连接处，皮肤深浅颜色交界处即是

行间穴

太冲穴：位于足背侧，第1、2跖骨结合部之前凹陷处。取穴时，用手指沿第1和第2脚趾之间的缝纹向上移动，当感觉到动脉跳动处即是

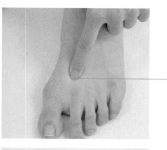

太冲穴

曲泉穴：屈膝，膝内侧横纹头上方，半腱肌、半膜肌止端的前缘凹陷处。取穴时，屈膝，在膝内侧横纹上方凹陷中即是

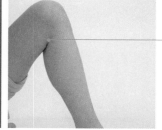

曲泉穴

复溜穴：在小腿里侧，脚踝内侧中央上2指宽处，胫骨与跟腱之间。取穴时，先找到内踝尖与跟腱之间凹陷处的太溪穴，再向上量2横指（拇指）即是

太溪穴

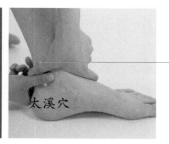

复溜穴

●刺激方法

1.刮痧板蘸取适量刮痧油，从行间向太冲方向刮拭，反复刮3分钟。

2.用拇指指端分别按揉曲泉穴、复溜穴，每天按揉3～5次，每穴每次按揉2～3分钟，以产生酸胀感为宜。

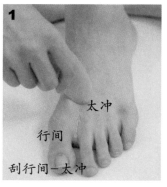

太冲

行间

刮行间-太冲

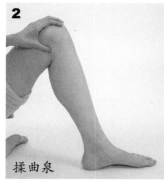

揉曲泉

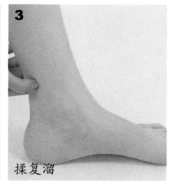

揉复溜

○ 肺有实火刮鱼际、掐少商，虚火按尺泽

鱼际穴、少商穴分别是肺经的荥穴和井穴，善于清肺泻火、祛除外邪，且有很强的宣泄郁热的作用，对治疗肺系实热证效果显著。尺泽穴是肺经的合穴，五行属水，按揉此穴可养肺阴、清肺之虚热。

●定位取穴

鱼际穴：位于手外侧，第1掌骨桡侧中点赤白肉际处。取穴时，拇指伸直，在拇指根部和手腕连线的中点、皮肤深浅颜色交界处即是

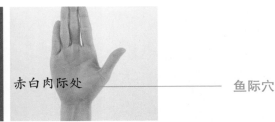

赤白肉际处 —— 鱼际穴

少商穴：在手拇指末节桡侧，指甲根角侧上方0.1寸处，即拇指指甲边缘两条线的连接点

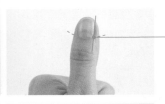

—— 少商穴

尺泽穴：位于肘横纹中，肱二头肌腱桡侧凹陷处。取穴时，手臂屈肘用力，在肘部摸到一条硬筋，筋的外侧肘弯横纹上凹陷处即是

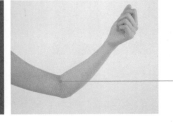

—— 尺泽穴

●刺激方法

1.用刮痧板棱角蘸取适量刮痧油，刮鱼际穴，反复刮3分钟。

2.用拇指指甲的甲缘与食指垂直掐少商穴，感觉刺痛即可，每次掐2～3分钟。

3.屈肘，用拇指指端按压尺泽穴，稍用力，以穴位处有酸痛感为佳，每次按压2～3分钟。

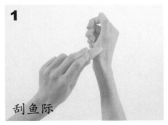

1

刮鱼际

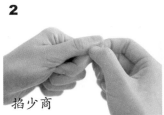

2

掐少商

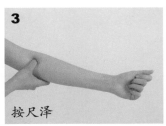

3

按尺泽

CHAPTER 6
虚、实、寒、热所致常见病的
自我调养

生活中，很多常见疾病都是由虚、实、寒、热引起的。这四种致病因素或是单独起作用，或是共同作乱，所以，同一疾病因为致病原因的不同，往往会包括两种或两种以上的证型，治疗方法也不尽相同。本章选取了生活中比较常见的10种疾病，为大家讲解不同证型的调治方法。

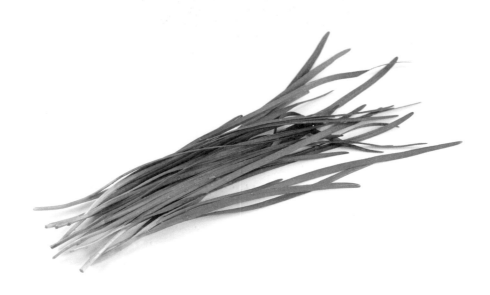

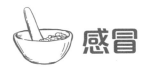 感冒

◉ 风寒感冒

【病因】人体感受寒凉之气所致，也就是我们平常说的着凉。

【症状】恶寒重，发热轻，无汗，头痛，打喷嚏，鼻塞，流清涕，痰白清稀，浑身酸痛，等等。

【治法】辛温解表，宣肺散寒。

【中成药】感冒清热颗粒

【食疗方】姜杏苏糖饮

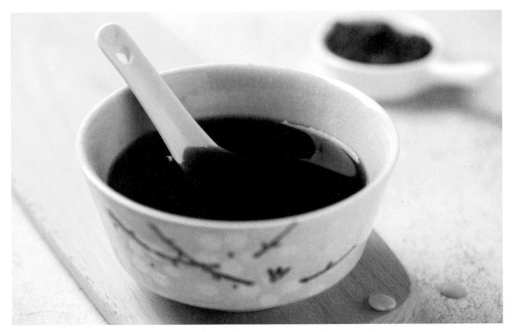

◆原料 苦杏仁、紫苏子、生姜、红糖各 10 克。

◆做法 1. 将苦杏仁去皮、尖，捣烂；生姜洗净，切小片。

2. 将苦杏仁碎、生姜片与紫苏子一起加适量水煮 20 分钟，去渣留汁。

3. 加入红糖搅匀，略煮片刻即可。

◆功效 疏散风寒，宣肺止咳。适宜因风寒袭肺引起的风寒感冒患者饮用，症见气喘胸闷、咳嗽、痰多清稀、恶寒发热、头痛等。

【中医外治法】艾灸大椎穴、肺俞穴、风池穴

大椎穴是督脉与诸阳经之会，主一身之阳气，有升阳强壮的作用，主治发热、感冒及阳气不足引起的四肢发凉、肩背冷痛、身体虚弱等。肺俞穴则是治疗肺脏疾病的要穴，可治感冒、咳嗽、气喘等。风池穴可解表散寒，治感冒引起的头痛。

●定位取穴

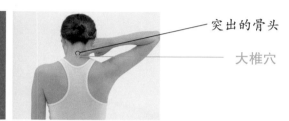

大椎穴：位于人体的颈部下端，第7颈椎棘突下凹陷中。取穴时，正坐低头，用手可摸到脖子后方最突出的一块骨头，就是第7颈椎棘突，该处下方的空隙处即是

突出的骨头

大椎穴

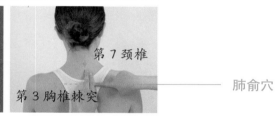

肺俞穴：在背部，当第3胸椎棘突下，旁开1.5寸。取穴时，可先找到第7颈椎，再向下数3个椎体即是第3胸椎棘突，在其下方向脊柱两侧量取2横指即是

第7颈椎

第3胸椎棘突

肺俞穴

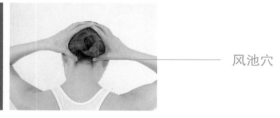

风池穴：位于颈部耳后发际下的凹窝内。取穴时，双手掌心贴住耳朵，十指自然张开抱头，拇指往上推，在脖子与后发际的交接线各有一凹陷处即是

风池穴

●艾灸方法

点燃艾条后，将艾条悬于穴位之上2～3厘米处施灸，既要有温热舒服的感觉，又不可伤到皮肤，尤其风池穴有头发覆盖，所以艾条需离得稍远点。每穴艾灸10～15分钟。

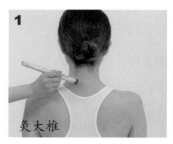

1 灸大椎

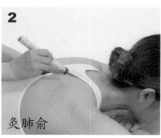

2 灸肺俞

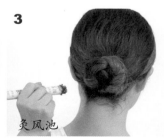

3 灸风池

☯ 风热感冒

【病因】风热之邪侵犯体表，使肺气失和所致。

【症状】发热重，微恶寒，咽喉肿痛，流黄脓鼻涕，咳黄痰，口干舌燥，喜喝冷饮，等等。

【治法】辛凉解表，宣肺清热。

【中成药】桑菊感冒片

【食疗方】桑菊双花饮

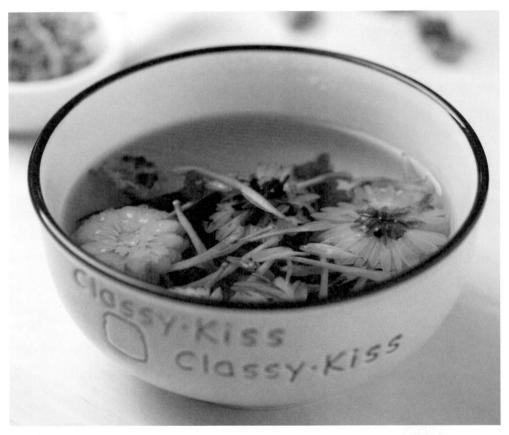

◆原料 桑叶、菊花各 20 克，金银花 15 克。

◆做法 将桑叶、菊花、金银花一起放入锅中，加入适量清水，煮 15 分钟左右，代茶频饮。

◆功效 疏散风热，清热解表。可用于风热感冒，或温病初起、温热犯肺所致的发热、咽痒、咳嗽等症状。

【中医外治法】刮痧大椎穴、曲池穴、合谷穴

●定位取穴

大椎穴： 位于人体的颈部下端，第7颈椎棘突下凹陷中。取穴时，正坐低头，用手可摸到脖子后方最突出的一块骨头，就是第7颈椎棘突，该处下方的空隙处即是

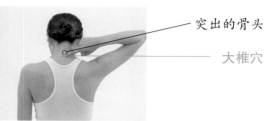

突出的骨头

大椎穴

曲池穴： 在肘横纹外侧端，屈肘成直角，取尺泽与肱骨外上髁连线中点

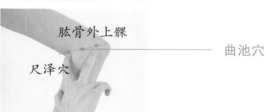

肱骨外上髁

尺泽穴

曲池穴

合谷穴： 手背面第1掌骨和第2掌骨之间。取穴时，拇指、食指张开，以其中一只手的拇指指骨关节横纹，放在另一只手的虎口上，该拇指尖下即是

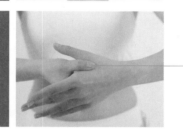

合谷穴

●刮痧方法

1. 直线刮拭后颈部正中，从风府穴刮到大椎穴，刮15～20次。

2. 刮拭颈背部两侧，从风池穴一直刮到肺俞穴，应一次到位，中间不要停顿，刮15～20次。

3. 刮拭曲池穴、合谷穴，由上向下刮，刮15～20次。

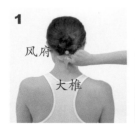

风府

大椎

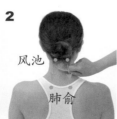

风池

肺俞

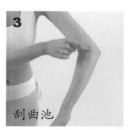

刮曲池

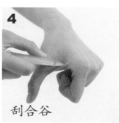

刮合谷

131

◎ 暑湿感冒

【病因】人体感受暑湿邪气，又被风寒束表所致。

【症状】发热，汗出热不解，头昏重胀痛，肢体酸重倦怠，心烦口渴，不欲饮，胸闷恶心，呕吐，腹泻，等等。

【治法】清暑祛湿，解表和中。

【中成药】藿香正气水

【食疗方】荷叶苦瓜粥

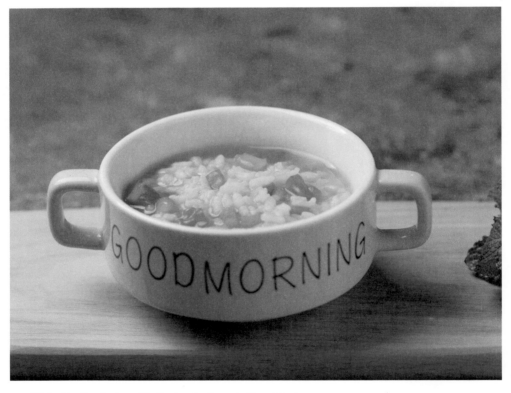

◆原料 苦瓜 40 克，干荷叶 10 克，大米 100 克。

◆做法 1. 苦瓜洗净，除去瓜瓤，用冷水浸泡后捞出，切成丁；大米洗净。

　　　 2. 将干荷叶水煎取汁。

　　　 3. 将大米放入荷叶水中，大火煮沸。

　　　 4. 加入苦瓜丁，然后改用小火熬煮至粥熟即可。

◆功效 清暑利湿，升发清阳，凉血止血。对暑湿感冒所致的暑热烦渴、头痛眩晕、腹泻等症有调治功效。

【中医外治法】拔肺俞穴、委中穴＋按摩曲泽穴

●定位取穴

肺俞穴：在背部，第3胸椎棘突下，旁开1.5寸。取穴时，可先找到第7颈椎，再向下数3个椎体即是第3胸椎棘突，在其下方向脊柱两侧量取2横指即是	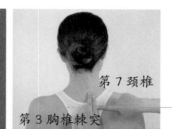 第7颈椎 第3胸椎棘突 肺俞穴
委中穴：位于腘横纹中点，股二头肌腱与半腱肌腱中间。取穴时，在膝盖后面凹陷中的腘横纹中点即是	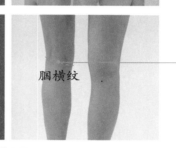 腘横纹 委中穴
曲泽穴：位于肘横纹中，肱二头肌腱的尺侧缘凹陷中。取穴时，仰掌，微屈肘，在肘横纹上，大筋旁边的凹陷中即是	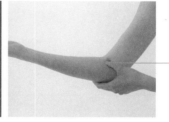 曲泽穴

●拔罐法＋按摩

1.先用干净毛巾，用温水将肺俞穴、委中穴处擦净，然后用镊子夹棉球点燃，在火罐内壁中段绕1～2圈，迅速退出并及时将罐扣在穴位上。

2.用按摩棒按摩曲泽穴2～3分钟，稍用力，以有酸胀痛感为佳。

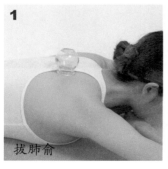

1 拔肺俞

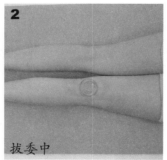

2 拔委中

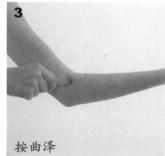

3 按曲泽

◎ 气虚感冒

【病因】肺气虚弱，肺卫不固所致。

【症状】恶风寒，发热，头昏或头痛，肢体酸软或疼痛，鼻塞或流涕，咳嗽无力，痰白，平素恶风，易出汗，神疲体倦乏力，少气懒言，易感冒。

【治法】益气解表，调和营卫。

【中成药】参苏丸

【食疗方】 参苏枣茶

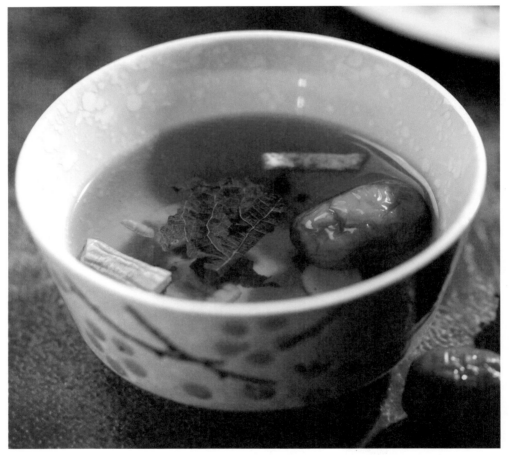

◆ 原料　党参、紫苏叶各 10 克，生甘草、陈皮各 6 克，红枣 5 枚。

◆ 做法　将以上食材清洗干净，放入保温杯中，冲入沸水，加盖闷 5 ~ 10 分钟，代茶饮即可。

◆ 功效　健脾补肺，益气解表，散寒止咳。可缓解气虚感冒症状。

【中医外治法】艾灸肺俞穴、足三里穴

防治气虚感冒关键就是要补益脾肺之气，体表的卫气强了，外邪就不易入侵了。建议大家艾灸肺俞穴、足三里穴。肺俞穴有解表宣肺、理气和营、补劳清热的作用。足三里穴是胃经气血最盛大之处，艾灸此穴，可培土生金，起到补益气血、健脾益肺的作用。

●定位取穴

肺俞穴：在背部，当第3胸椎棘突下，旁开1.5寸。取穴时，可先找到第7颈椎，再向下数3个椎体即是第3胸椎棘突，在其下方向脊柱两侧量取2横指即是

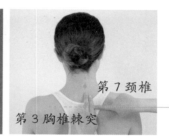

第7颈椎

第3胸椎棘突

肺俞穴

足三里穴：位于外膝眼下3寸，胫骨外侧约1横指处。取穴时，弯腰，将同侧手的虎口围住髌骨的外上缘，其余4指向下，中指指尖处即是

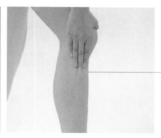

足三里穴

●操作方法

点燃艾条，温和灸肺俞穴、足三里穴，使皮肤略微有灼热感为宜，每次灸20～30分钟，隔日1次。

1

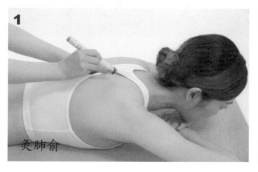

灸肺俞

2

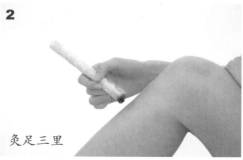

灸足三里

◎ 阴虚感冒

【病因】素体阴虚，肺有燥热，风热邪气犯表，使卫表失和、肺失清肃所致。

【症状】发热，微恶风寒，无汗、微汗或睡眠中盗汗，头痛，心烦，口燥咽干，手足心热，干咳少痰或痰中带血丝，等等。

【治法】滋阴解表，疏风宣肺。

【食疗方】葱竹水

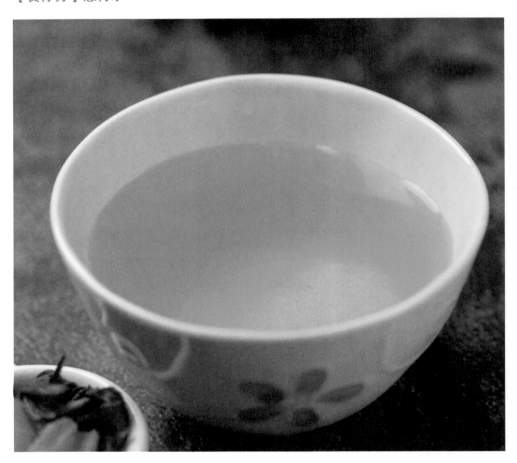

◆原料　葱白1根，竹叶10克，薄荷、玉竹各6克。

◆做法　1. 将上述材料分别洗净，放入锅中。

　　　　2. 加入适量清水，煎煮20分钟，去渣取汁，代茶饮即可。

◆功效　葱白发汗解表，竹叶清热除烦、生津利尿，薄荷疏散风热，玉竹养阴润燥、生津止渴。四味搭配煮水喝，可滋阴解表、疏风宣肺，缓解阴虚感冒症状。

【中医外治法】按摩风池穴、肺俞穴、太溪穴、涌泉穴

●定位取穴

风池穴：位于颈部耳后发际下的凹窝内，左右各一穴。取穴时，双手掌心贴住耳朵，十指自然张开抱头，拇指往上推，在脖子与后发际的交接线各有一凹陷处即是

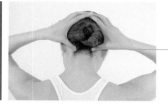 风池穴

肺俞穴：在背部，当第3胸椎棘突下，旁开1.5寸。取穴时，可先找到第7颈椎，再向下数3个椎体即是第3胸椎棘突，在其下方向脊柱两侧量取2横指即是

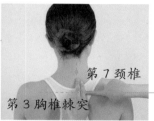 第7颈椎　第3胸椎棘突　肺俞穴

太溪穴：位于足内侧，内踝尖与跟腱之间的凹陷处

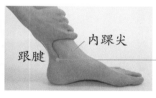 内踝尖　跟腱　太溪穴

涌泉穴：位于足底部，蜷足时足前部凹陷处，约第2、3趾趾缝纹头与足跟连线的前1/3处

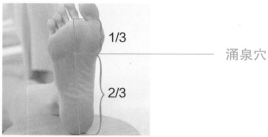 1/3　2/3　涌泉穴

●按摩方法

1.用拇指、食指拿捏住两侧的风池穴，拿捏30次。

2.用拇指指端分别按揉肺俞穴、太溪穴、涌泉穴，每穴每次按揉2～3分钟。

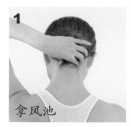
拿风池

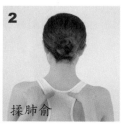
揉肺俞

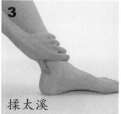
揉太溪

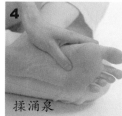
揉涌泉

⊙ 阳虚感冒

【病因】素体阳虚，感受风寒邪气所致。

【症状】阵阵恶寒，甚至蜷缩打寒战，不发热或低热，无汗或自汗，汗出则恶寒更严重，头痛，骨节酸冷疼痛，面色㿠白，语言低微，四肢不温，咳嗽痰稀而白，平素自汗怕冷，易感冒。

【治法】助阳解表，宣肺止咳。

【食疗方】甘草干姜粥

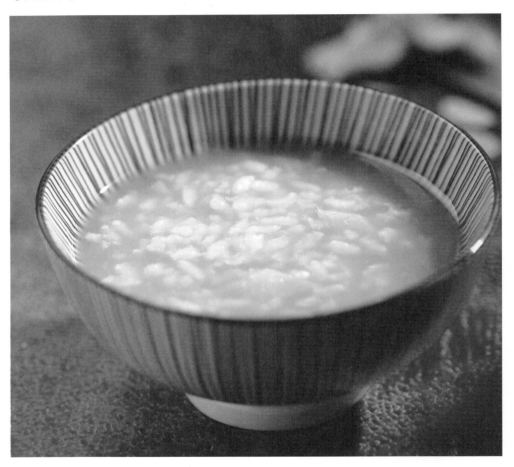

◆原料 防风 10 克，炙甘草、干姜、生姜各 6 克，大米 100 克。

◆做法 1. 将防风、炙甘草、干姜放入锅中，水煎取汁。

2. 大米淘洗干净，与生姜一起放入药汁中煮成粥即可。

◆功效 补阳解表，温肺止咳。防治阳虚感冒。

【中医外治法】艾灸大椎穴、风池穴、神阙穴

●定位取穴

大椎穴：位于人体的颈部下端，第7颈椎棘突下凹陷中。取穴时，正坐低头，用手可摸到脖子后方最突出的一块骨头，就是第7颈椎棘突，该处下方的空隙处即是

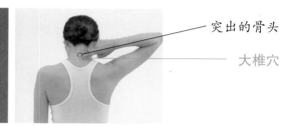

突出的骨头

大椎穴

风池穴：位于颈部耳后发际下的凹窝内，左右各一穴。取正坐时，双手掌心贴住耳朵，十指自然张开抱头，拇指往上推，在脖子与后发际的交接线各有一凹陷处

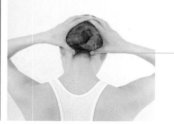

风池穴

神阙穴：位于脐窝正中

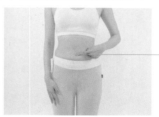

神阙穴

●艾灸方法

点燃艾条后，将艾条悬于大椎穴上方2～3厘米处施灸，以穴位处感觉温热舒服为宜。用同样的方法艾灸风池穴、神阙穴。每穴每次艾灸10～15分钟。

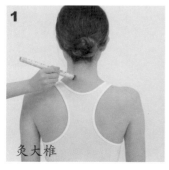

1 灸大椎

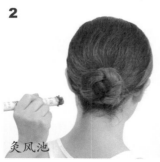

2 灸风池

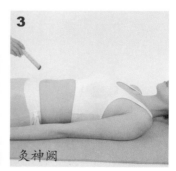

3 灸神阙

◉ 血虚感冒

【病因】素体血虚或产后、失血血虚，又感受外邪所致。

【症状】发热，微恶风寒，无汗头痛，面色无泽，唇甲色淡，心悸头晕，多梦，气怯声微，等等。

【治法】养血解表，疏风散寒。

【食疗方】桂圆红枣苏叶汤

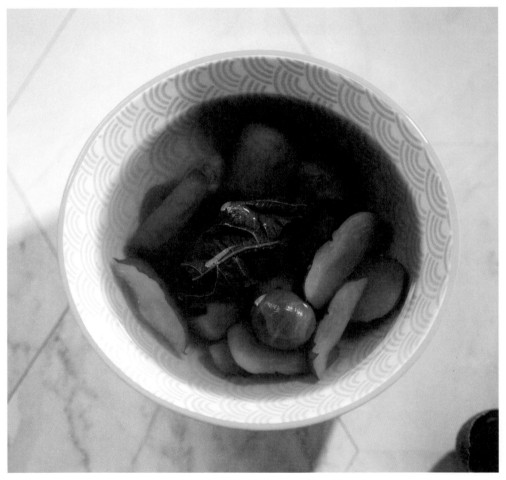

◆原料 桂圆 30 克，红枣 10 枚，紫苏叶 6 克。

◆做法 1. 将桂圆洗净；红枣洗净，去核，与桂圆一起加水煮汤。

2. 煮 10 分钟后放入紫苏叶，再煮 10 分钟即可。

◆功效 补气养血，解表散寒。用于血虚感冒所致的怕冷、发热、身体酸痛。

【中医外治法】按摩风池穴、大椎穴、足三里穴、血海穴

●定位取穴

风池穴: 位于颈部耳后发际下的凹窝内。正坐时,双手掌心贴住耳朵,十指自然张开抱头,拇指往上推,在脖子与后发际的交接线各有一凹陷处

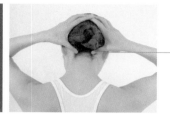

—— 风池穴

大椎穴: 位于第7颈椎棘突下凹陷中。取穴时,正坐低头,用手可摸到脖子后方最突出的一块骨头,就是第7颈椎,该处下方的空隙处即是

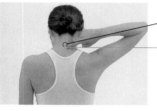

—— 突出的骨头

—— 大椎穴

足三里穴: 位于外膝眼下3寸,胫骨外侧约1横指处。取穴时,弯腰,将同侧手的虎口围住髌骨的外上缘,其余4指向下,中指指尖处即是

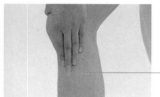

—— 足三里穴

血海穴: 在髌底内侧端上2寸,股四头肌内侧头的隆起处。取穴时,屈膝,以掌心按于膝髌骨上缘,第2~5指向上伸直,拇指约呈45°斜置,拇指尖下即是

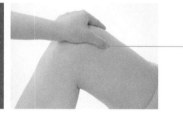

—— 血海穴

●按摩方法

1.用拇指、食指拿住两侧的风池穴,拿捏30次。

2.用拇指指端分别按揉大椎穴、足三里穴、血海穴,稍用力,做轻柔和缓的环旋转动,使局部有酸胀感。每穴每次按揉2分钟。

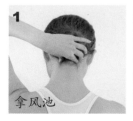

拿风池

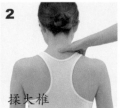

揉大椎

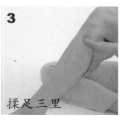

揉足三里

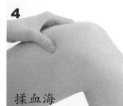

揉血海

# 心悸

心悸是自觉心中跳动不安的一种病证，呈阵发性或持续不止，俗称"心慌"，中医又称之为"惊悸""怔忡"，常伴有胸闷气短、头晕、体倦乏力、多汗、易激动、心烦失眠、健忘等症状。临床分为多个证型。

◎ 心虚胆怯证

【病因】心胆气虚，使心神失养，神不守舍所致。

【症状】心悸不宁，胆怯恐惧，遇事易惊，坐卧不安，不寐多梦，易惊醒，怕听到声响，平时觉得胸闷气短。白天即使不活动也很容易出汗，劳累以后容易复发。

【治法】镇惊定志，养心安神。

【食疗方】牡蛎酸菜豆腐汤

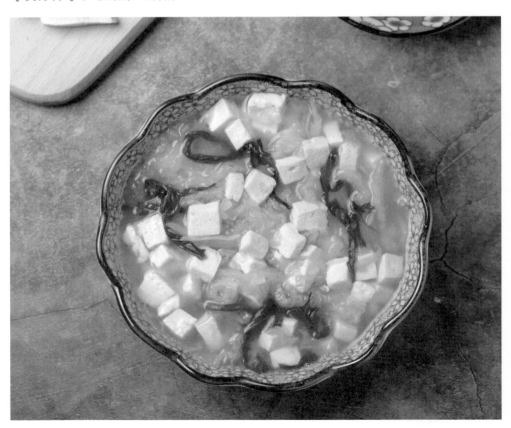

◆原料 牡蛎粉 10 克，酸菜 200 克，豆腐 100 克，青菜 50 克，鸡汤 600 克，姜丝、盐、植物油各适量。

◆做法 1. 豆腐洗净，切小块；酸菜、青菜分别洗净，切小段。

2. 锅置火上，倒入植物油，放入姜丝炝锅，放入酸菜翻炒爆香。

3. 倒入鸡汤，加牡蛎粉、豆腐、青菜，加盖煮沸，最后加盐调味即可。

◆功效 镇静安神，补中益气。可用于心胆气虚所致的心悸。

【中医外治法】按摩神门穴、内关穴

神门穴为心经原穴，是心经气血物质的对外输出之处。按摩此穴，具有补益心气、宁心安神的作用，对缓解心慌、气短、神经衰弱、失眠健忘、急躁易怒等症状有效。内关穴属于心包经上的腧穴，按摩此穴，可宁心安神、理气止痛，对稳定情绪、调节心率、镇静催眠效果都很好。

●定位取穴

神门穴：位于腕部，腕掌侧横纹尺侧端，尺侧腕屈肌腱的桡侧凹陷处。取穴时，仰掌，在手腕横纹处，从小指延伸下来，到手掌根部末端的凹陷处即是

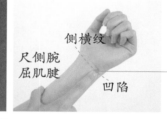

内关穴：位于腕横纹上 2 寸，掌长肌腱与桡侧腕屈肌腱之间。取穴时，从腕横纹向上量取 2 拇指，两筋之间处即是

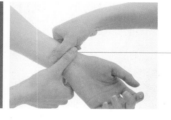

●按摩方法

1. 用拇指指端按揉神门穴，稍用力，以有轻微酸胀感为宜，每次按揉 2 ~ 3 分钟。

2. 用拇指指端垂直按压内关穴，每次按压 10 ~ 15 分钟，每日 2 ~ 3 次。

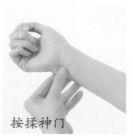

按揉神门

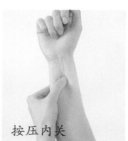

按压内关

◎ 心血不足证

【病因】多因心血亏虚，使心神失养所致。

【症状】心悸气短，在忧思过度或者工作劳心、劳累以后就会加重，头晕目眩，面色无华，失眠健忘，倦怠乏力。

【治法】补血养心，益气安神。

【食疗方】当归红枣桂圆粥

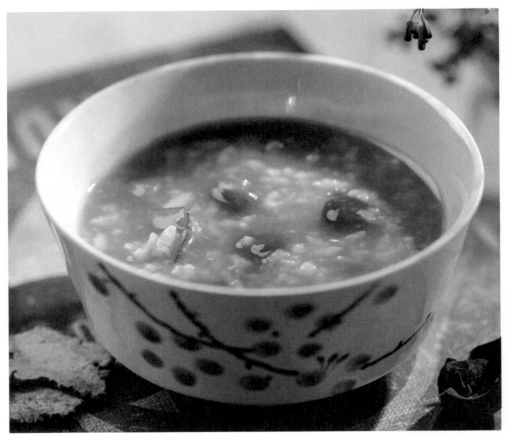

◆原料 当归、甘草、酸枣仁各10克，红枣、桂圆各5枚，大米50克。

◆做法 1. 将当归、甘草、酸枣仁放入锅中，水煎取汁。

　　　 2. 将红枣、桂圆、大米分别洗净，一起放入药汁中煮成粥即可。

◆功效 当归补血活血，甘草补中益气，酸枣仁宁心安神，红枣补气养血，桂圆益心脾、补气血，与大米共煮成粥，可益气补血、养心安神，改善心血不足所致的心悸症状。

【中医外治法】按摩神门穴、三阴交穴、足三里穴、心俞穴

●定位取穴

神门穴：位于腕部，腕掌侧横纹尺侧端，尺侧腕屈肌腱的桡侧凹陷处。取穴时，仰掌，在手腕横纹处，从小指延伸下来，到手掌根部末端的凹陷处即是

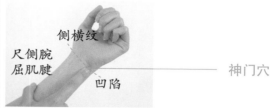

侧横纹
尺侧腕屈肌腱
凹陷
神门穴

三阴交穴：位于内踝尖直上3寸，胫骨后缘。取穴时，正坐，屈膝，从内踝尖向上量取4横指，食指上缘与小腿中线的交点处即是

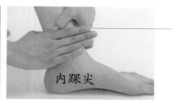

三阴交穴
内踝尖

足三里穴：位于外膝眼下3寸，胫骨外侧约1横指处。取穴时，弯腰，将同侧手的虎口围住髌骨的外上缘，其余4指向下，中指指尖处即是

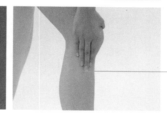

足三里穴

心俞穴：位于第5胸椎棘突下，旁开1.5寸。取穴时，两肩胛骨下角水平连线与正中线的交点为第7胸椎，向上数2个椎体是第5胸椎，从其下缘旁开2指处即是

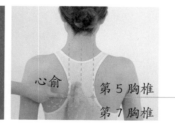

心俞
第5胸椎
第7胸椎
心俞穴

●按摩方法

1.用拇指指端分别按揉两侧神门穴、三阴交穴、足三里穴，每穴每次按揉2～3分钟。

2.请家人帮忙，用拇指指端按揉后背的心俞穴，每次按揉2～3分钟。

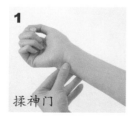

揉神门

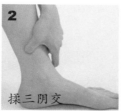

揉三阴交

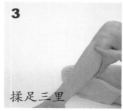

揉足三里

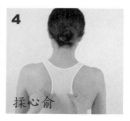

揉心俞

◎ 阴虚火旺证

【病因】肝肾阴虚，水不济火，使心火内动，扰动心神所致。

【症状】心悸易惊，思虑劳心尤甚，心烦少寐，五心烦热，口干，盗汗，伴耳鸣腰酸、头晕目眩、急躁易怒。

【治法】滋阴清火，养心安神。

【食疗方】归连粥

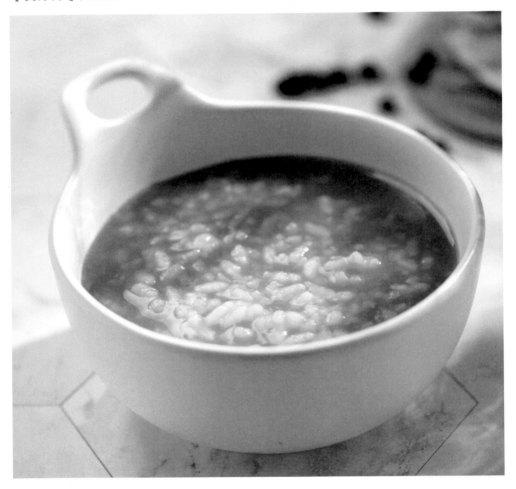

◆ 原料 当归、生地黄、麦冬各 10 克，黄连、五味子各 6 克，大米 50 克。

◆ 做法 1. 将上述药材一起放入锅中，加入适量清水，煎煮 20 分钟，去渣取汁。

2. 大米淘洗干净，放入药汁中煮成粥即可。

◆ 功效 滋阴清热，养心安神。改善阴虚火旺所致的心悸。

【中医外治法】八段锦——摇头摆尾祛心火

八段锦属于古代导引法的一种,是将形体活动与呼吸运动互相结合的健身法。其中摇头摆尾这个动作,有助于祛心火,改善虚火上炎所致的心悸、烦躁不安等症状。

●动作分解

1. 自然站立,双腿分开略大于肩宽,微屈膝。(图1)

2. 目视前方,上身下沉,成骑马步状,双手自然置于大腿上,双肘部指向外侧。(图2)

3. 以腰部为轴,将头及躯干画弧摇至左前方,稍停顿片刻。(图3)

4. 向相反方向转,画弧摇至右前方。(图4)

反复10次,还原至自然站立姿势。

●保健功效

此动作可增加颈、腰、髋、下肢的关节灵活性及肌力;通过摇头的动作,可刺激大椎穴(为六阳经的汇总点),以提升阳气;而摆尾的动作则可刺激脊柱和命门穴,从而达到壮腰强肾、以肾水克心火的目的。

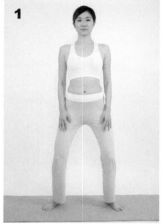

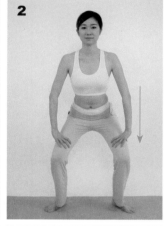

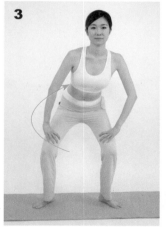

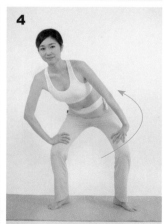

☉ 心血瘀阻证

【病因】血瘀气滞，心脉瘀阻，使心阳被遏，心失所养所致。

【症状】心悸不安，胸闷不舒，阵发性胸痛，痛如针刺，或者见唇甲青紫，舌质紫暗或者有瘀斑。

【治法】活血化瘀，理气通络。

【食疗方】桃仁红花粥

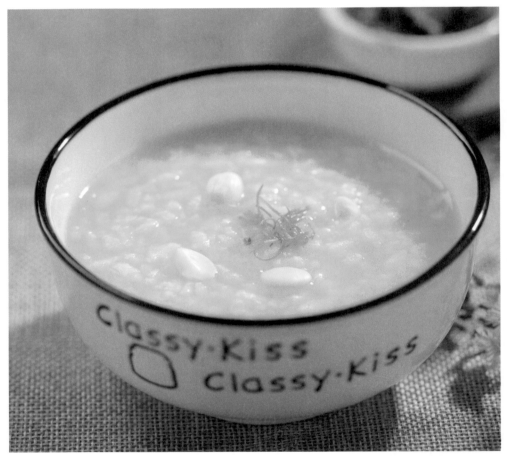

◆原料 桃仁、红花各 10 克，大米 50 克。

◆做法 1. 把桃仁捣烂成泥，大米淘洗干净。

2. 红花放入锅中，加水煎煮 20 分钟，去渣取汁。

3. 将桃仁泥、大米一起放入红花药汁中，煮成粥即可。

◆功效 祛瘀通经，活血止痛。适宜心血瘀阻所致的心悸患者调养食用。

【中医外治法】按摩心俞穴、膻中穴、内关穴

心俞穴有宽胸理气、通络安神、通调气血的功效；膻中穴为"气之海"，按摩该穴能通畅上焦之气机，通达经络，理气散瘀；内关穴可宁心安神、理气止痛。按摩这三个穴位，可有效缓解心血瘀阻所致的心悸。

●定位取穴

心俞穴： 位于第5胸椎棘突下，旁开1.5寸。取穴时，两肩胛骨下角水平连线与正中线的交点为第7胸椎，向上数2个椎体是第5胸椎，从其下缘旁开2指处即是

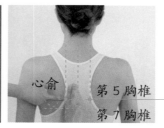

心俞穴

膻中穴： 位于人体胸部正中线上，两乳头之间连线中点

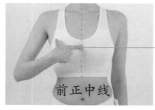

膻中穴

内关穴： 位于腕横纹上2寸，掌长肌腱与桡侧腕屈肌腱之间。取穴时，从腕横纹向上量取2拇指，两筋之间处即是

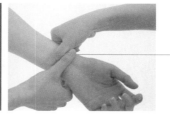

内关穴

●按摩方法

1. 请家人帮忙，用拇指指端按揉心俞穴，每次按揉2～5分钟。

2. 食指、中指并拢，按揉膻中穴，每次按揉2～5分钟。

3. 用拇指指端按揉内关穴，每次按揉2～5分钟。

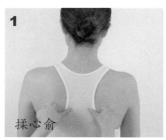

揉心俞

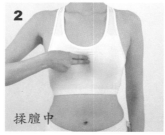

揉膻中

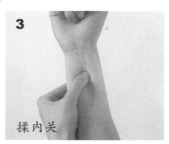

揉内关

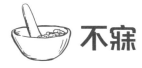 # 不寐

不寐，其实就是我们常说的失眠。

病位主要在心，与肝、脾、肾有关，在临床治疗时，应当分清虚实，辨证施治，这样才能取得较好的疗效。

◎ 肝火扰心证

【病因】恼怒烦闷伤肝，肝失条达，气郁化火，上扰心神，波及脑窍所致。

【症状】不寐多梦，甚至彻夜不眠，性情急躁易怒，常伴有头晕头胀、目赤耳鸣、不思饮食、口干而苦、小便黄赤、大便秘结等证。

【治法】疏肝泻火，镇心安神。

【中成药】龙胆泻肝丸

【食疗方】龙胆竹叶粥

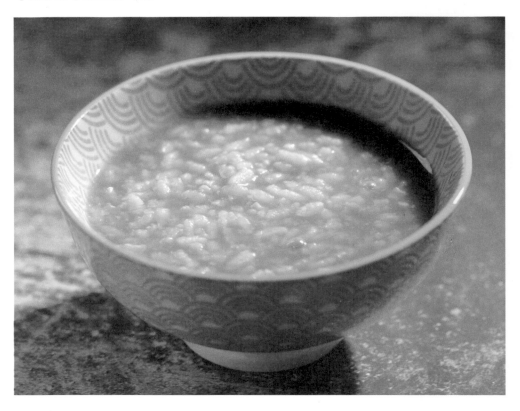

◆原料 龙胆草 10 克，竹叶 15 克，大米 100 克，冰糖适量。

◆做法 1. 将龙胆草、竹叶加适量水煎煮 20 分钟，去渣取汁，备用。

2. 大米洗净后煮粥，半熟时加入药汁，继续煮至米烂粥稠后加冰糖调味即可。

◆功效 可降火安神，改善失眠。

【中医外治法】刮痧泻天河水 + 按揉劳宫穴

在天河水处刮痧，中医叫泻天河水，可泻肝火、补脾血、宁心安神。按压劳宫穴，可清心热、泻肝火、安心神。

●定位取穴

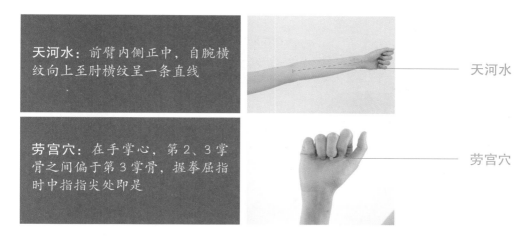

天河水：前臂内侧正中，自腕横纹向上至肘横纹呈一条直线

天河水

劳宫穴：在手掌心，第 2、3 掌骨之间偏于第 3 掌骨，握拳屈指时中指指尖处即是

劳宫穴

●刺激方法

1. 在天河水部位涂上少量刮痧油，用刮痧板沿天河水自腕横纹向肘横纹轻刮，左臂、右臂各刮 200 ～ 300 次，不强求出痧，每晚 1 次，2 周为 1 个疗程。

2. 用按摩棒分别按揉两手心的劳宫穴，每次揉动 5 ～ 10 分钟。

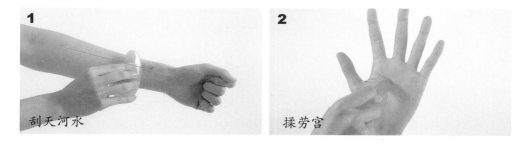

1 刮天河水

2 揉劳宫

◎ 痰热扰心证

【病因】多因宿食停滞，积湿生痰，因痰生热，痰热上扰心脑而导致的。

【症状】心烦不寐，伴头重目眩，痰多胸闷，泛酸嗳气，不思饮食，心烦口苦，苔腻而黄，等等。

【治法】化痰清热，和中安神。

【食疗方】竹沥粥

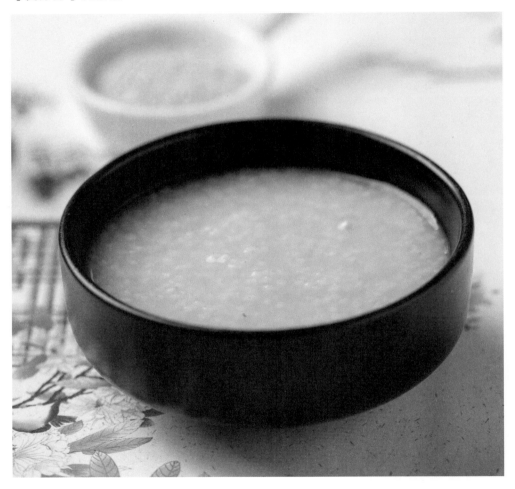

◆原料 淡竹沥汁 30 克，小米 100 克。

◆做法 1. 小米淘洗干净，放入锅中，加入适量清水煮粥。

　　　 2. 粥将熟时，倒入淡竹沥汁，搅匀，继续煮至粥熟即可。

◆功效 清心除烦，定惊安神。可改善痰热扰心所致的不寐。

【中医外治法】按揉四神聪，刮内关穴、丰隆穴

●定位取穴

四神聪：在头顶，有4穴，百会穴前后左右各1寸处。取穴时，先找到头顶正中线与两耳尖连线交叉处的百会穴，在其前后左右用拇指各量取1横指处即是

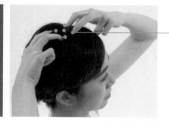 四神聪

内关穴：位于腕横纹上2寸，掌长肌腱与桡侧腕屈肌腱之间。取穴时，从腕横纹向上量取2拇指，两筋之间处即是

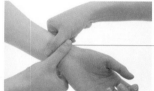 内关穴

丰隆穴：位于小腿前外侧，外踝尖上8寸，条口穴外1寸，距胫骨前缘1.5寸。取穴时，正坐屈膝，先找到外膝眼与外踝尖连线的中点，再找到胫骨前缘外侧2横指，和刚才那个中点平齐的地方即是

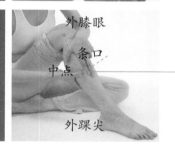

外膝眼
条口
中点
丰隆穴
外踝尖

●操作方法

1.双手食指、中指分别按揉4个四神聪穴，每次按揉2分钟。

2.在穴位处涂抹适量刮痧油，刮痧板向刮拭的方向倾斜45°，自上而下刮拭内关穴、丰隆穴，每穴刮20～30次。

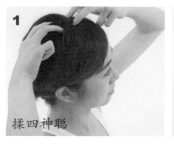

揉四神聪

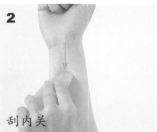

刮内关

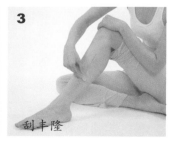

刮丰隆

◎ 心脾两虚证

【病因】年老体虚、劳心过度或久病大病、产后失血等，导致心脾两虚，气血不足，使心失所养、心神不安所致。

【症状】不易入睡，多梦易醒，心悸健忘，神疲食少，伴头晕目眩、四肢倦怠、腹胀便溏、面色少华等。

【治法】补益心脾，养血安神。

【中成药】归脾丸

【食疗方】莲子桂圆粥

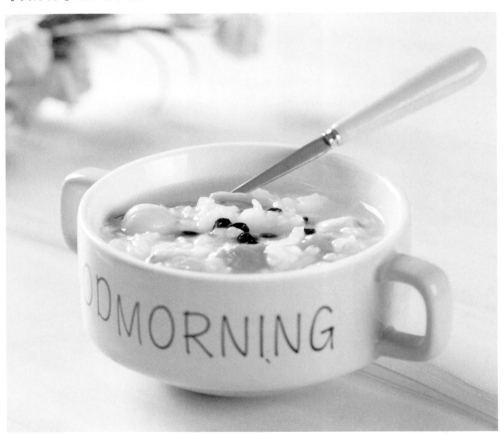

◆原料 莲子肉 50 克，酸枣仁 20 克，桂圆肉 30 克，糯米 60 克。

◆做法 将上述食材分别洗净，一起放入锅内，大火煮沸，转小火熬煮成粥即可。

◆用法 佐餐食用，温服，隔日 1 次。

◆功效 可益脾胃，补心血，安心神。适用于劳伤心脾、气血不足所致的不寐。

【中医外治法】耳穴压豆法

中医认为，人体各器官和组织在耳朵上都有相应的刺激点，也就是耳穴，或者叫反应区或反应点。当人体脏腑有病时，往往就会在耳上的一定部位出现局部反应，如压痛、结节、变色等。这时候，我们就可以通过刺激相应的耳穴，来对相应的脏腑进行调治。

● **耳压准备**

酒精（或碘伏）、棉球或棉签、耳豆、镊子。

● **耳压选穴**

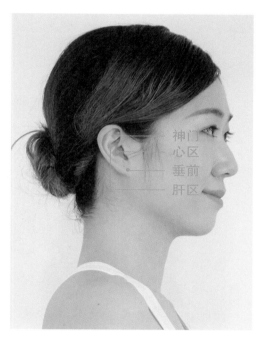

心区：耳甲腔正中凹陷处。

肝区：耳甲艇的后下部。

神门（耳）：在三角窝的外 1/3 处，对耳轮上下脚交叉之前。

垂前：在耳垂 4 区中央。

● **耳压方法**

1. 消毒：用酒精棉球擦耳郭，特别是选取穴位处要轻擦消毒。（图1）

2. 贴压：用镊子夹取一帖耳豆，对准穴位，紧紧地贴压上。（图2、3）

3. 揉按：耳豆贴好后，用手指分别轻轻揉按 1～2 分钟。（图4）

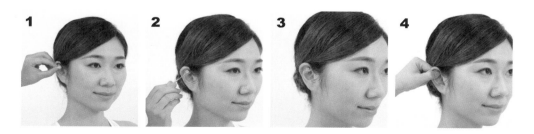

注意啦! 隔天换帖1次，每次只贴一侧耳朵，两耳交替来回贴；耳豆贴好后，要经常按一按，捏一捏，但要注意力度，以能承受为度。

155

☉ 心肾不交证

【病因】久病体虚或五志过极等导致肾阴耗伤，心火亢盛，使心肾失交，扰及神明而致不寐。

【症状】心烦不寐，入睡困难，心悸多梦，伴头晕耳鸣、腰膝酸软、潮热盗汗、五心烦热、咽干少津等症状。

【治法】交通心肾，补脑安神。

【中成药】六味地黄丸、合交泰丸

【食疗方】百合莲子核桃粥

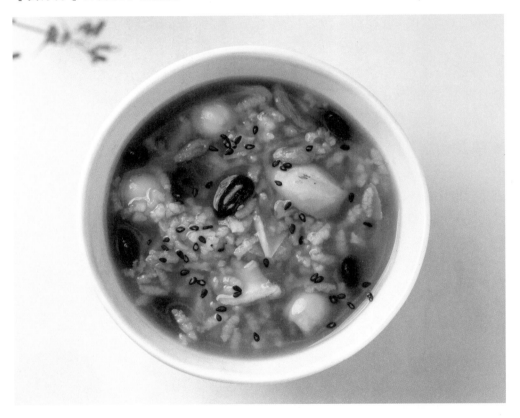

◆原料 干百合、莲子、核桃仁各 25 克，枸杞子 15 克，黑芝麻、黑豆各 30 克，大米 100 克。

◆做法 1. 将百合、莲子、黑豆分别洗净，用清水泡软。

2. 大米淘洗干净，与其他原料一起放入锅中，加水煮成粥即可。

◆功效 补肾益精，养心安神。可缓解心肾不交所致的失眠症状。

【中医外治法】按劳宫穴，擦涌泉穴

心肾不交的失眠患者可以经常按压劳宫穴和搓擦涌泉穴。劳宫穴为心包经之荥穴，五行属火，按摩它就可使心火下降，促进睡眠。涌泉穴是肾经的第一个穴位，《黄帝内经》记载："肾出于涌泉，涌泉者，足心也。"意思是说，涌泉位于足心部位，是肾经之气发源之所，肾经之气通过涌泉穴涌出灌溉全身。经常按摩，可使肾水上升，达到水火既济、心肾相交、改善失眠的目的。

●定位取穴

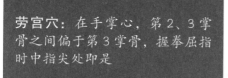
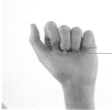

劳宫穴：在手掌心，第2、3掌骨之间偏于第3掌骨，握拳屈指时中指尖处即是 ———— 劳宫穴

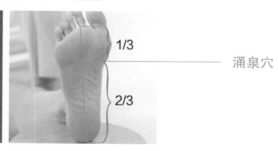

涌泉穴：位于足底部，蜷足时足前部凹陷处，约第2、3趾趾缝纹头与足跟连线的前1/3处 ———— 涌泉穴

1/3

2/3

●按摩方法

1.用按摩棒分别按揉两手心的劳宫穴，或者将两手劳宫穴顶于桌角上，每次按揉5～10分钟。

2.先擦热双手掌，右掌擦左涌泉，左掌擦右涌泉，各擦100次。擦涌泉时要稍用力，以足心发热为宜。

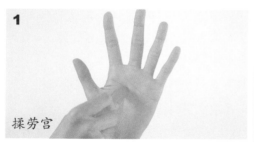

揉劳宫

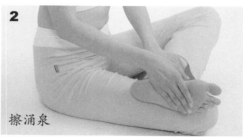

擦涌泉

◎ 阴虚火旺证

【病因】多因精亏血少，阴液大伤，阴虚阳亢，使虚火内生，扰动心神而致不寐。

【症状】心烦不寐，心悸不安，腰酸足软，伴有头晕、耳鸣、健忘、遗精、口干津少、五心烦热、舌红少苔等。

【治法】滋阴降火，清心安神。

【食疗方】百合莲子鳖甲粥

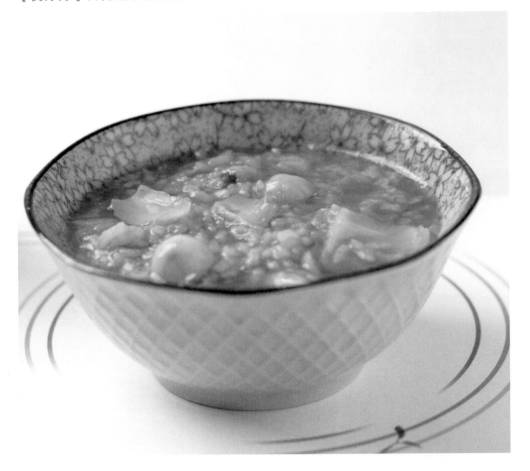

◆原料 干百合、莲子各 25 克，鳖甲 30 克，合欢花 10 克，大米 100 克。

◆做法 1. 将干百合、莲子分别洗净，用清水泡软。

2. 将鳖甲、合欢花放入锅中，加入适量清水煎煮 20 分钟，去渣取汁。

3. 大米淘洗干净，与百合、莲子一起放入药汁中煮成粥即可。

◆功效 滋阴退热，清心安神。适用于阴虚火旺导致的失眠患者。

【中医外治法】点揉神门穴、太溪穴、然谷穴、少府穴

● 定位取穴

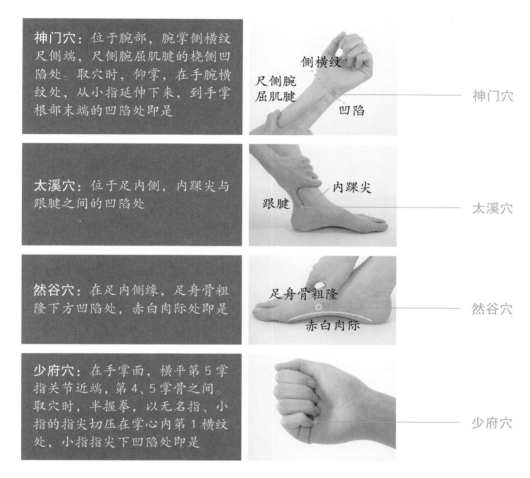

神门穴：位于腕部，腕掌侧横纹尺侧端，尺侧腕屈肌腱的桡侧凹陷处。取穴时，仰掌，在手腕横纹处，从小指延伸下来，到手掌根部末端的凹陷处即是

侧横纹
尺侧腕屈肌腱
凹陷
神门穴

太溪穴：位于足内侧，内踝尖与跟腱之间的凹陷处

内踝尖
跟腱
太溪穴

然谷穴：在足内侧缘，足舟骨粗隆下方凹陷处，赤白肉际处即是

足舟骨粗隆
赤白肉际
然谷穴

少府穴：在手掌面，横平第5掌指关节近端，第4、5掌骨之间。取穴时，半握拳，以无名指、小指的指尖切压在掌心内第1横纹处，小指指尖下凹陷处即是

少府穴

● 按摩方法

　　用拇指指端或按摩棒分别点揉以上各穴位，稍用力，以有轻微酸胀感为宜，每穴每次揉2～3分钟。

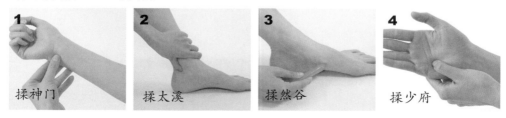

1 揉神门　　2 揉太溪　　3 揉然谷　　4 揉少府

159

☉ 心胆气虚证

【病因】由于禀赋不足或饱受惊吓，以致心虚胆怯，心神失养，神魂不安而不寐。

【症状】虚烦不寐，多梦，易于惊醒，平素遇事易惊，胆怯心悸，伴气短、自汗、倦怠乏力。

【治法】益气镇惊，安神定志。

【食疗方】枣仁小麦粥

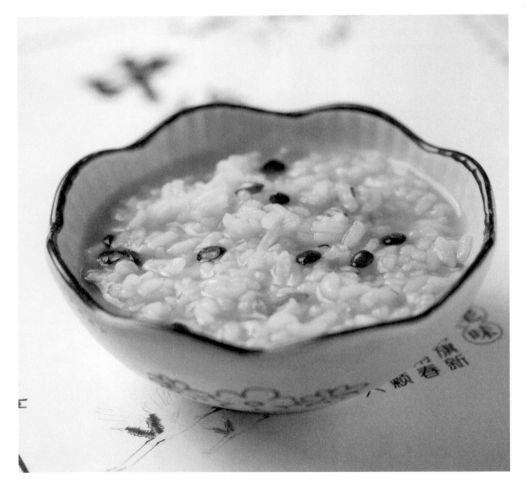

◆原料 酸枣仁、炒小麦各 50 克，珍珠粉 10 克，大米 50 克。

◆做法 1.酸枣仁、炒小麦、大米分别洗净，放入锅中，加入适量清水煮粥。

　　　 2.粥将熟时放入珍珠粉，搅匀后，继续煮至粥熟即可。

◆功效 养心益气，安神定惊。可改善心胆气虚所致的失眠症状。

【中医外治法】艾灸百会穴

对于心胆气虚所致的不寐患者，还可以通过艾灸百会穴来促进睡眠。百会穴居颠顶，与脑密切联系，是调节大脑功能的要穴。百会穴也是人体督脉上的要穴，中医认为，头为诸阳之会、百脉之宗，因而百会穴是各经络脉气汇聚之处，是补气的要穴。艾灸百会穴，就可以补益心胆之气，改善失眠症状。

●定位取穴

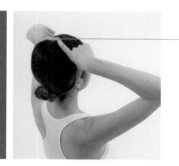

百会穴：位于头顶正中线与两耳尖连线的交叉处。取穴时，正坐，两手拇指分别按住两耳尖处，两手食指直上在头顶相连处即是

百会穴

●艾灸方法

1.患者坐姿，施灸者点燃艾条，在距离百会穴2~3厘米处施灸，以患者有温热感而不感觉发烫为宜。当患者感觉热感逐步从头皮向内渗透，直至整个头部发热且热感从颅内向颈部放射时，结束此次艾灸。每天灸1次，10次为1个疗程。

2.如果是自己艾灸，可以用艾灸罐来灸百会穴，每天灸1次，每次灸10分钟左右即可。

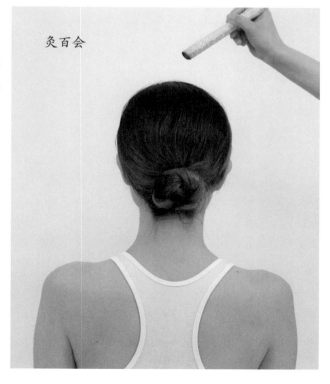

灸百会

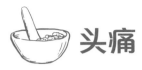 # 头痛

◉ 风寒头痛

【病因】风寒上犯，阻遏经络以致头痛。

【症状】起病较急，痛势剧烈，全头痛，以前额、太阳穴区最为严重，还常常牵连颈部、背部，且伴有拘紧感或恶风畏寒，遇到风寒头痛会加重。

【治法】疏风散寒，通络止痛。

【中成药】川芎茶调散

【食疗方】川芎白芷茶

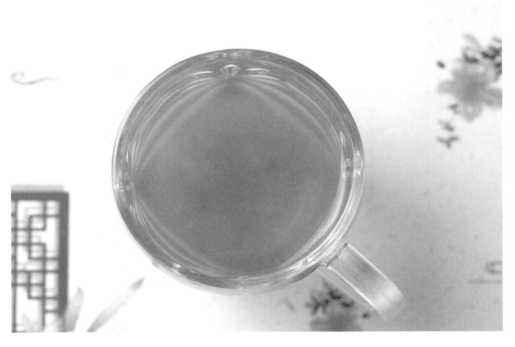

◆ 原料 川芎、荆芥、白芷各 10 克，薄荷 6 克。

◆ 做法 将上述药材一起放入砂锅内，加水煎煮 15 分钟，去渣取汁即可。

◆ 用法 每日 1 剂，分 2 次饮服，连服 5 ~ 10 日见效。

◆ 功效 可疏风散寒，通络止痛。对外感风寒所致的头痛或颠顶作痛等证都能起到很好的缓解作用。

【中医外治法】艾灸列缺穴、风池穴、风府穴、外关穴

●定位取穴

列缺穴：在前臂桡侧缘，桡骨茎突上方，腕横纹上 1.5 寸，肱桡肌与拇长展肌腱之间。取穴时，两手虎口交叉，一手食指压在另一手的桡骨茎突上，食指尖到达之处即是

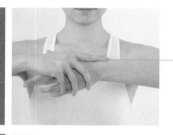

列缺穴

风池穴：位于颈部耳后发际下的凹窝内。取穴时，双手掌心贴住耳朵，十指自然张开抱头，拇指往上推，在脖子与后发际的交接线各有一凹陷处即是

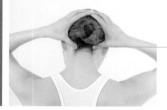

风池穴

风府穴：在颈部，从后发际正中直上 1 寸。取穴时，用拇指从后发际线正中向上量取 1 横指处即是

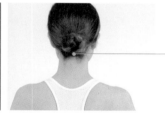

风府穴

外关穴：位于腕背横纹上 2 寸，尺骨与桡骨之间。取穴时，从手腕背部横纹向上量取拇指的 2 横指，两骨之间即是

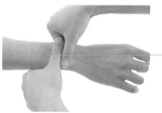

外关穴

●艾灸方法

点燃艾条，温和灸各个穴位，每穴灸 5 ~ 15 分钟，每日灸 1 次。

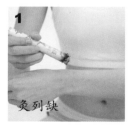

灸列缺

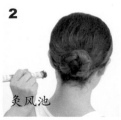

灸风池

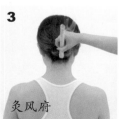

灸风府

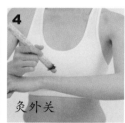

灸外关

◉ 风热头痛

【病因】由外感风热所致。

【症状】起病急，头胀痛，严重时头痛如裂，遇热加重，伴有发热怕风、面红目赤、口舌生疮、口渴欲饮等。

【治法】疏风散热，解表止痛。

【中成药】芎菊上清丸

【食疗方】薄荷菊花茶

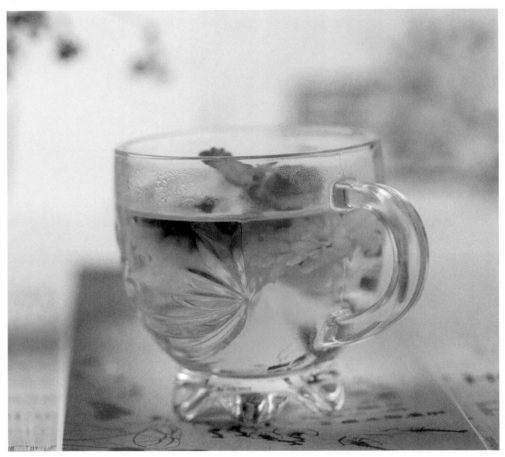

◆原料 薄荷叶10克，菊花5克，冰糖适量。

◆做法 将薄荷叶、菊花、冰糖一起放入保温杯中，冲入沸水，加盖闷5～10分钟，代茶饮。

◆功效 疏散风热，清利头目。对缓解风热头痛效果显著。

【中医外治法】按摩印堂穴、太阳穴、风池穴、合谷穴

● **定位取穴**

印堂穴：位于人体额部，在两眉头的中间 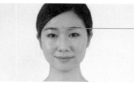 印堂穴

太阳穴：位于头部侧面，眉梢和外眼角中间向后1横指凹陷处即是 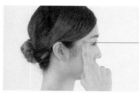 太阳穴

风池穴：位于颈部耳后发际下的凹窝内。取穴时，双手掌心贴住耳朵，十指自然张开抱头，拇指往上推，在脖子与后发际的交接线各有一凹陷处即是 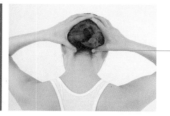 风池穴

合谷穴：位于手背面第1掌骨和第2掌骨之间。取穴时，拇指、食指张开，以其中一只手的大拇指指骨关节横纹，放在另一只手的虎口上，拇指尖下即是 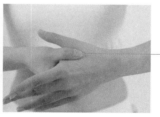 合谷穴

● **按摩方法**

1. 双手食指、中指并拢，用指腹自印堂交替上抹至前额，往返数次；然后分左右抹至两侧太阳穴，按揉太阳穴10秒，再从印堂抹至太阳穴，按揉10秒，如此反复2~3分钟。

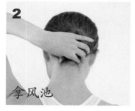
1 揉印堂—太阳

2. 用拇指、食指拿住两侧的风池穴，拿捏30次。

3. 用拇指指端按揉合谷穴，每次按揉2分钟。

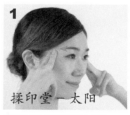
2 拿风池

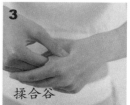
3 揉合谷

165

◉ 风湿头痛

【病因】外感风湿之邪所致。

【症状】头痛且感头部沉重，有紧缚感，好像裹着东西，肢体困重，胸闷纳呆，大便溏薄，小便不利。

【治法】祛风除湿，散寒通络、止痛。

【食疗方】羌防祛湿茶

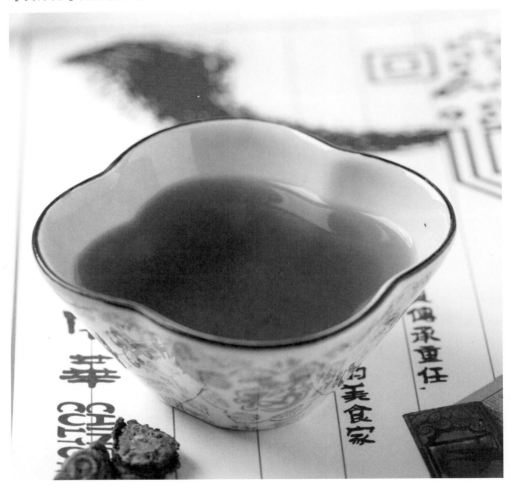

◆原料 羌活、防风、藁本、蔓荆子、川芎各 10 克。

◆做法 将上述药材一起放入锅中，加入适量清水，煎煮 20 分钟，去渣取汁，代茶饮用即可。

◆功效 祛风散寒，除湿止痛。对风邪所致的头顶或两侧头痛效果最好。

【中医外治法】按摩风府穴、头维穴、大椎穴、丰隆穴

风府穴：在颈部，从后发际正中直上1寸。取穴时，用拇指从后发际线正中向上量取1横指处即是

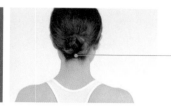
风府穴

头维穴：在头部，额角发际上0.5寸，头正中线旁开4.5寸处

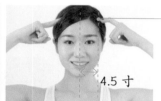
头维穴
4.5寸

大椎穴：在人体的颈部下端，第7颈椎棘突下凹陷处。取穴时，正坐低头，用手可摸到脖子后方最突出的一块骨头，就是第7颈椎，该处下方的空隙处即是

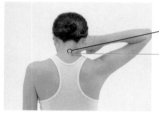
突出的骨头
大椎穴

丰隆穴：位于小腿前外侧，外踝尖上8寸，条口穴外1寸，距胫骨前缘1.5寸。取穴时，正坐屈膝，先找到外膝眼与外踝尖连线的中点，再找到胫骨前缘外侧2横指，和刚才那个中点平齐的地方即是

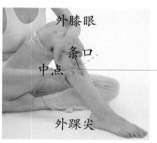
外膝眼
条口
中点
丰隆穴
外踝尖

●按摩方法

1.食指、中指并拢，分别按揉风府穴、头维穴，稍用力，每穴每次按揉2～3分钟。

2.用拇指指端分别按揉大椎穴、丰隆穴，每穴每次按揉2分钟。

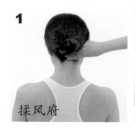
揉风府

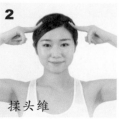
揉头维

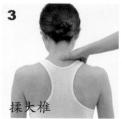
揉大椎

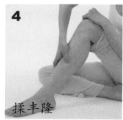
揉丰隆

◉ 肝阳头痛

【病因】由肝阳上扰所致。

【症状】头昏胀痛，或抽掣而痛，两侧为重，头晕目眩，心烦易怒，夜寐不宁，口苦胁痛，面红耳赤，通常是在大怒或劳累后突然发作。

【治法】平肝潜阳，息风止痛。

【中成药】天麻钩藤颗粒

【食疗方】天麻杜仲饮

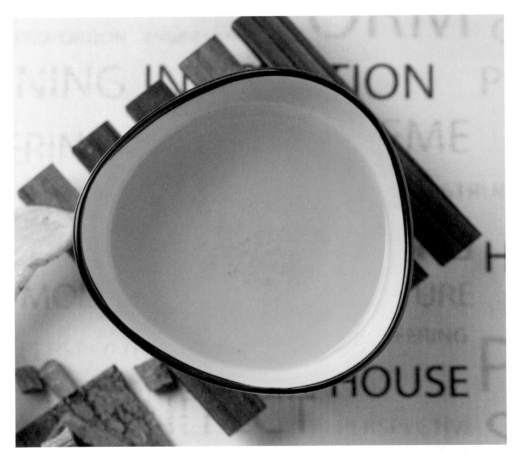

◆原料 天麻 20 克，杜仲、牛膝各 10 克。

◆做法 将以上三味药一起放入砂锅中，加入适量清水，大火煮沸后，转小火煎煮 20 分钟，去渣取汁，代茶饮用即可。

◆功效 平肝息风，清热活血，补益肝肾。对肝阳偏亢所致的头痛有很好的疗效。

【中医外治法】中药足疗 + 按摩涌泉穴

对肝阳上扰所致的头痛患者，建议用中药泡脚，然后再按摩双足涌泉穴，就可以起到平肝潜阳、滋阴补肾、缓解头痛的功效。

●中药足疗

◆**原料** 菊花、桑叶、决明子、夏枯草各适量。

◆**做法** 将以上四味药一起放入锅中，加水煎煮20分钟，去渣取汁，晾至40℃左右泡脚，水量以能淹没双足踝关节为宜。

◆**用法** 每日2～3次，每次15分钟，连续5～7天。

◆**功效** 菊花味苦、甘，性微寒，能宣散肝经之热，起到清肝明目之功；桑叶可平肝明目、凉血止血；夏枯草、决明子能清泻肝火、平肝潜阳。四味配伍煎水泡脚，可有效缓解肝阳头痛。

●按摩涌泉穴

涌泉穴是肾经的首穴，是肾经之气发源之所。按摩此穴，可以使肾经之气从涌泉穴涌出灌溉全身，起到益精补肾、滋养五脏的作用。肾阴充足了，就可以克制上亢的肝阳，从而缓解头痛症状。

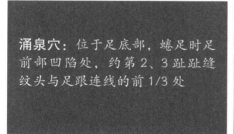

涌泉穴：位于足底部，蜷足时足前部凹陷处，约第2、3趾趾缝纹头与足跟连线的前1/3处

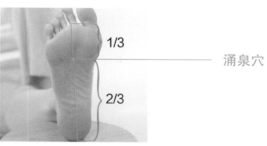

1/3

2/3

涌泉穴

按摩方法：用拇指指端按揉涌泉穴，每次按揉2～3分钟；或用手掌摩擦涌泉穴，两足交替进行，至足心发热为宜；也可以用双手掌自然轻缓地拍打涌泉穴。

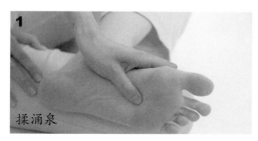

1 揉涌泉

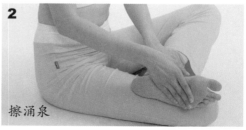

2 擦涌泉

◎ 痰浊头痛

【病因】由于脾失健运、风痰上扰所致。

【症状】头痛通常突然出现，而且起止无常，呈昏痛或胀痛，还伴有胸脘痞闷、恶心、呕吐痰涎，口淡纳差，口中黏腻或口苦，四肢沉重倦怠，大便不爽等痰浊内盛的症状。

【治法】健脾祛湿，化痰息风。

【中成药】半夏天麻丸

【食疗方】生姜苓术粥

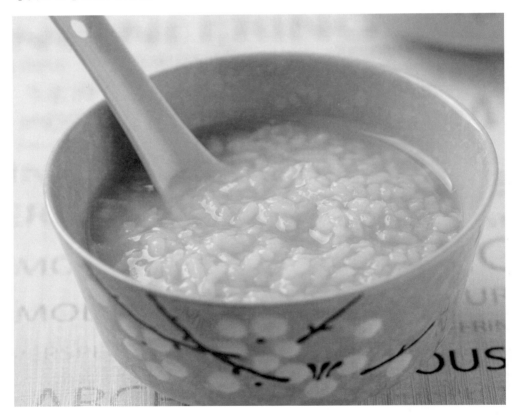

◆原料 生姜、陈皮各 10 克，茯苓、白术各 20 克，大米 100 克。

◆做法 1. 将生姜、陈皮、茯苓、白术一起放入砂锅中，加入适量清水，煎煮 20 分钟，去渣取汁。

2. 大米淘洗干净，放入药汁中熬煮成粥即可。

◆功效 健脾祛湿，理气温中。可除去生痰之源，痰浊去，清阳升，头痛就会减轻。

【中医外治法】按摩中脘穴、丰隆穴、足三里穴、胃俞穴

● 定位取穴

中脘穴：位于腹部前正中线上，脐中上4寸。取穴时，胸骨下端和肚脐连接线中点处即是

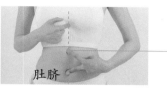

肚脐 ——— 中脘穴

丰隆穴：位于小腿前外侧，外踝尖上8寸，条口穴外1寸，距胫骨前缘1.5寸。取穴时，正坐屈膝，先找到外膝眼与外踝尖连线的中点，再找到胫骨前缘外侧2横指，和刚才那个中点平齐的地方即是

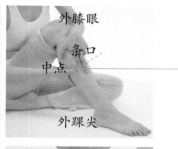

外膝眼
条口
中点 ——— 丰隆穴
外踝尖

足三里穴：位于外膝眼下3寸，胫骨外侧约1横指处。取穴时，弯腰，将同侧手的虎口围住髌骨的外上缘，其余4指向下，中指指尖处即是

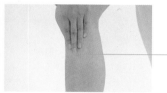

足三里穴

胃俞穴：位于人体背部，第12胸椎棘突下，旁开1.5寸处。取穴时，肚脐对应的是第2腰椎棘突，向上再摸2个椎体就是第12胸椎棘突，其下旁开2指处即是

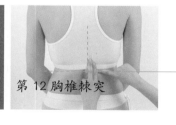

第12胸椎棘突 ——— 胃俞穴

● 按摩方法

1.用食指和中指指腹按揉中脘穴，每次按揉2～3分钟。

2.用拇指指端分别按揉两侧丰隆穴、足三里穴，每穴每次按揉2～3分钟。

3.双手握拳，用食指和中指的掌指关节分别按揉两侧胃俞穴，每次按揉2～3分钟。

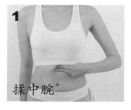

揉中脘

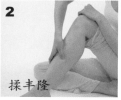

揉丰隆

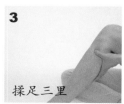

揉足三里

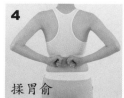

揉胃俞

171

☙ 血虚头痛

【病因】由于气血不足，不能上荣，窍络失养所致。

【症状】头痛绵绵或眉尖至头角抽痛，两目畏光，午后更甚，头昏眼花，心慌，神疲乏力，面色苍白，心悸少寐。

【治法】补血养血，和络止痛。

【中成药】八珍益母丸

【食疗方】参归枣鸡汤

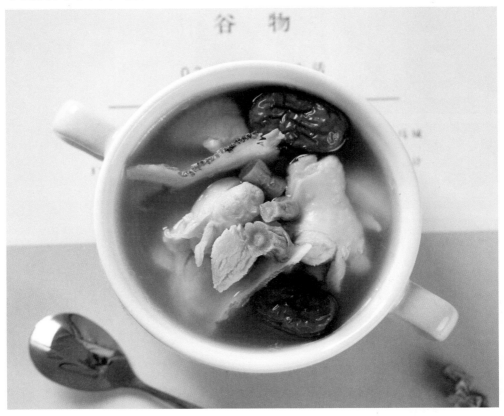

◆原料　党参、当归各 15 克，红枣 8 枚，鸡腿 1 只，盐适量。

◆做法　1. 将鸡腿剁块，放入沸水中氽烫，捞起冲净。

2. 将党参、当归、红枣洗净，与鸡腿肉一起放入锅中，加入适量清水，大火煮开，转小火继续煮 30 分钟，加盐调味即可。

◆用法　吃鸡肉喝汤，每周 2 次即可。

◆功效　健脾益气，补血活血，活络止痛。最适宜血虚头痛患者调养食用。

【中医外治法】按摩百会穴、太阳穴、三阴交穴、血海穴

●定位取穴

百会穴：位于头顶正中线与两耳尖连线的交叉处。取穴时，正坐，两手拇指分别按住两耳尖处，两手食指直上在头顶相连处取穴

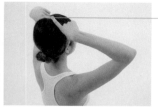

百会穴

太阳穴：位于头部侧面，眉梢和外眼角中间向后1横指凹陷处即是

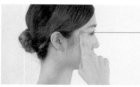

太阳穴

三阴交穴：位于内踝尖直上3寸，胫骨后缘。取穴时，正坐，屈膝，从内踝尖向上量取4横指，食指上缘与小腿中线的交点处即是

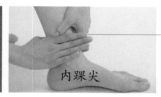

内踝尖

三阴交穴

血海穴：在髌底内侧端上2寸，股四头肌内侧头的隆起处。取穴时，屈膝，以掌心按于膝髌骨上缘，第2～5指向上伸直，拇指约呈45°斜置，拇指尖下即是

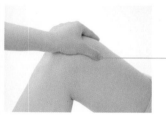

血海穴

●按摩方法

1.用拇指指腹按摩百会穴1分钟，使局部出现酸麻胀的感觉。

2.双手食指、中指并拢同时按揉两侧太阳穴，每穴每次按揉2～3分钟。

3.用拇指指端分别按揉三阴交穴、血海穴，每穴每次按揉2分钟。

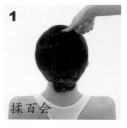

1 揉百会

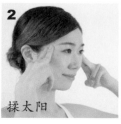

2 揉太阳

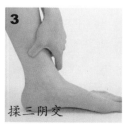

3 揉三阴交

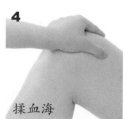

4 揉血海

☉ 肾虚头痛

【病因】肾阳虚或肾阴虚，脑髓失养所致的头痛。

【症状】头痛时觉得脑袋里面空空的，伴有头晕耳鸣、腰膝酸软、神疲乏力、男性出现遗精、女性出现白带量多。肾阴虚还会出现手脚心发热、口渴，肾阳虚会出现怕冷、腰痛、夜尿多。

【治法】补肾益精。

【食疗方】山药枸杞子粥

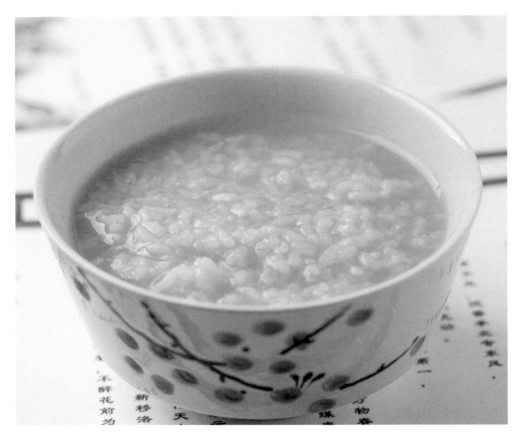

◆原料 干山药 30 克，枸杞子 10 克，炙甘草 6 克，大米 50 克。

◆做法 1. 将山药、枸杞子、炙甘草一起放入砂锅中，加入适量清水，煎煮 20 分钟，去渣取汁，备用。

2. 大米淘洗干净，放入药汁中，熬煮成粥即可。

◆功效 益气补阴，补肾益精。缓解肾虚头痛。

【中医外治法】按摩百会穴、肾俞穴、太溪穴、涌泉穴

●定位取穴

百会穴：位于头顶正中线与两耳尖连线的交叉处。取穴时，正坐，两手拇指分别按住两耳尖处，两手食指直上在头顶相连处取穴

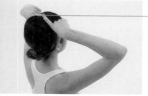

百会穴

肾俞穴：在背部，第2腰椎棘突旁开1.5寸处。先取肚脐对应的第2腰椎，再向旁边量取2横指即是

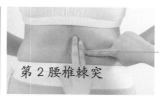

第2腰椎棘突

肾俞穴

太溪穴：位于足内侧，内踝尖与跟腱之间的凹陷处

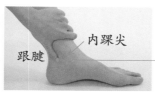

内踝尖

跟腱

太溪穴

涌泉穴：位于足底部，蜷足时足前部凹陷处，约第2、3趾趾缝纹头与足跟连线的前1/3处

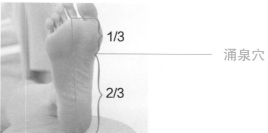

1/3

2/3

涌泉穴

●按摩方法

1. 用拇指指腹按揉百会穴，向下旋转揉动，每次揉1～2分钟。

2. 两手握拳，用拳眼一面轻叩两侧肾俞穴，各叩1～2分钟。

3. 用拇指指端分别按揉太溪穴、涌泉穴，每穴每次按揉2～3分钟。

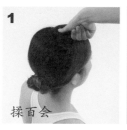

揉百会

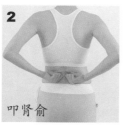

叩肾俞

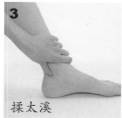

揉太溪

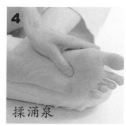

揉涌泉

◉ 瘀血头痛

【病因】因久病气滞血瘀或是外伤导致瘀血而发生头痛。

【症状】头痛如锥刺，痛处固定不移，日轻夜重，经久不愈，或头部有外伤史，舌紫或有瘀斑、瘀点等。

【治法】疏风活血，通络止痛。

【中成药】正天丸

【食疗方】川芎菊花茶

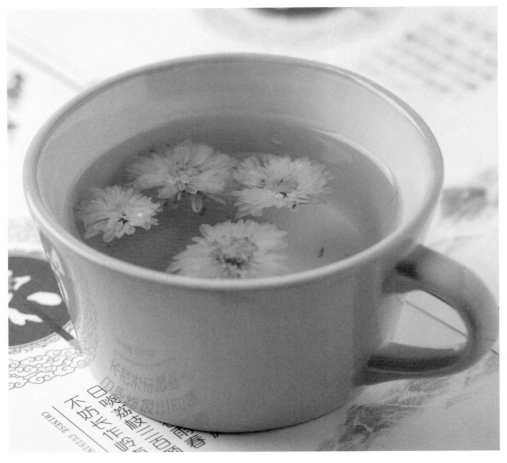

◆原料 川芎、红花各 3 克，菊花 4 朵。

◆做法 1. 将川芎、红花一起放入锅中，水煎 20 分钟，取汁。

　　　　2. 用药汁冲菊花，每日 1 剂，随时饮服。

◆功效 活血化瘀，祛风止痛。对缓解瘀血所致的头痛效果显著。

【中医外治法】热敷、熏蒸疗法

瘀血头痛患者可采用中药热敷或熏蒸疗法来行气活血、通络止痛。

●热敷法——归芎香附散

◆原料 当归、川芎各 12 克，香附 9 克，食盐 30 克。

◆做法 上述药共研成粗末，炒热，用纱布包裹，外敷于头痛处。

◆用法 每日 1 次，每次敷 15 ~ 20 分钟，7 天为 1 个疗程。

◆功效 活血行气，通络止痛。可有效改善瘀血所致的头痛症状。

●熏蒸法

◆原料 川芎、川白芷各 15 克，晚蚕沙 30 克，僵蚕 20 ~ 30 克。

◆做法 1. 将以上药物一起放入砂锅中，加水煎至 3 碗，用厚纸将砂锅口封住。

2. 视疼痛部位大小，于盖纸中心开一个孔，患者将疼痛部位对准纸孔熏
蒸；如果是满头痛者，可将头部对准砂锅口（双眼紧闭或用毛巾包住），
头上面覆盖一块大毛巾罩住整个头部，以药液散发的热气熏蒸。

◆用法 每天 1 剂，每剂用 2 次，每次熏 10 ~ 15 分钟，7 天为 1 个疗程。

◆功效 祛风活血，行气止痛。适宜瘀血头痛患者。

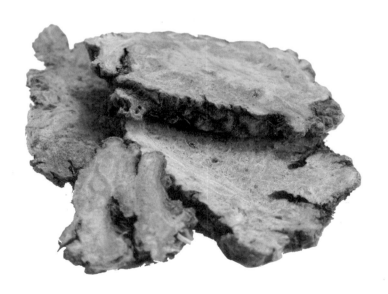

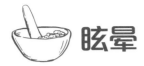

眩晕

"眩"是指眼花;"晕"是指视物模糊,昏花或眼前发黑,头晕旋转,站立不稳。因二者常同时出现,故合称"眩晕"。眩晕的病因比较复杂,治疗时要先辨证,再对症调治。

⊙ 肝阳上亢

【病因】肝肾阴亏,肝阳亢扰于上所致。

【症状】眩晕耳鸣,头痛且胀,遇劳累、恼怒加重,肢麻震颤,失眠多梦,急躁易怒。

【治法】平肝潜阳,滋养肝肾。

【食疗方】菊花决明饮

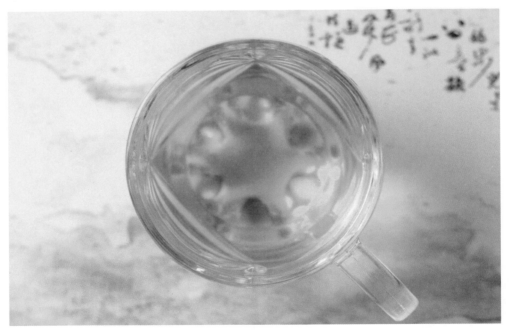

◆原料 菊花 15 克,石决明 30 克。

◆做法 1. 将石决明放入砂锅中,加水煎 30 分钟。

2. 放入菊花,再煎 5 分钟,去渣取汁,分 3 次饮服。

◆功效 平肝潜阳,清热明目。可缓解肝阳上亢所致的头晕目眩。

【中医外治法】按摩百会穴、四神聪穴、太冲穴、太溪穴

●定位取穴

百会穴：位于头顶正中线与两耳尖连线的交叉处。取穴时，正坐，两手拇指分别按住两耳尖处，两手食指直上在头顶相连处取穴

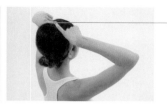

百会穴

四神聪穴：在头顶，有4穴，百会穴前后左右各1寸。取穴时，先找到头顶正中线与两耳尖连线交叉处的百会穴，在其前后左右用拇指各量取1横指处即是

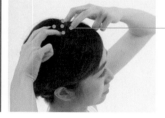

四神聪穴

太冲穴：位于足背侧，第1、2跖骨结合部之前凹陷处。取穴时，用手指沿第1和第2脚趾之间的缝纹向上移动，以感觉到动脉跳动处即是

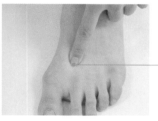

太冲穴

太溪穴：位于足内侧，内踝尖与跟腱之间的凹陷处

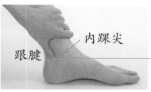

内踝尖

跟腱

太溪穴

●按摩方法

1.五指并拢，手掌半起半落，用掌指拍击百会穴36次，力量尽可能均匀。

2.双手食指、中指分开，分别按揉4个四神聪穴，逐渐用力，每次按揉2分钟。

3.用拇指指端分别按压两侧太冲穴、太溪穴，每穴每次按压5分钟，早晚各1次。

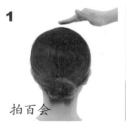

1 拍百会

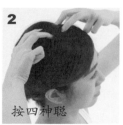

2 按四神聪

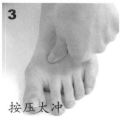

3 按压太冲

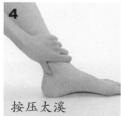

4 按压太溪

◎ 痰浊上蒙

【病因】脾失健运，以致水谷不化，聚湿生痰，痰浊上蒙清窍所致。

【症状】眩晕，自觉头重，视物旋转，胸闷，时有恶心感，呕吐痰涎，胸腹部满闷不适，食少多寐，精神疲倦。

【治法】燥湿祛痰，健脾和胃。

【食疗方】茯苓薏米扁豆粥

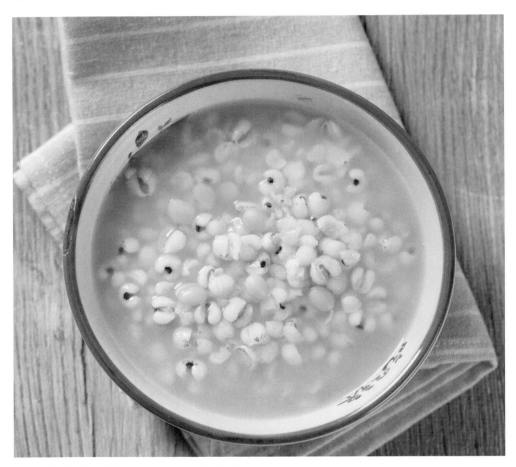

◆原料 茯苓、薏米各20克，白扁豆30克。

◆做法 1. 将薏米、白扁豆分别洗净，用清水浸泡3小时。

2. 茯苓洗净，与薏米、白扁豆一起熬成粥即可。

◆用法 佐餐食用，温服，隔日1次。

◆功效 健脾祛湿。可有效改善痰浊上蒙所致的眩晕症状。

【中医外治法】梳头＋按摩水分穴、丰隆穴

对于痰浊上蒙所致的眩晕患者，经常梳头可以疏通经脉，流畅气血，调节大脑神经，配合按摩健脾利湿的水分穴、丰隆穴，可帮助化痰祛湿，从根本上消除病因。

●梳头

双手十指张开，从前往后梳头，用力适中，头皮全部梳理1遍，每次梳2～3分钟。（图1、2）每天早、中、晚各梳头1次。

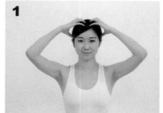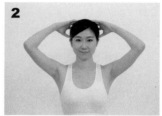

●按摩水分穴、丰隆穴

水分穴：位于上腹部，前正中线上，脐中上1寸。取穴时，从肚脐向上量取1拇指的宽度即是

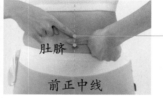

肚脐　水分穴　前正中线

丰隆穴：位于小腿前外侧，外踝尖上8寸，条口穴外1寸，距胫骨前缘1.5寸。取穴时，正坐屈膝，先找到外膝眼与外踝尖连线的中点，再找到胫骨前缘外侧2横指，和刚才那个中点平齐的地方即是

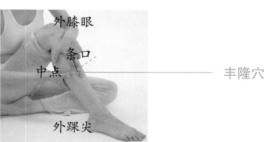

外膝眼　条口　中点　外踝尖　丰隆穴

●按摩方法：

1.食指、中指并拢，用指腹按压水分穴2分钟。

2.用拇指指端按揉丰隆穴2分钟。

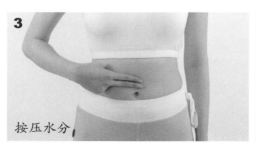

按压水分

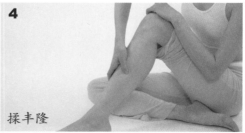

揉丰隆

◉ 气血亏虚

【病因】脾胃虚弱，气血生化无源，清窍失养所致。

【症状】头晕眼花，动辄加剧，遇劳则发，面色苍白或萎黄，耳鸣，动则汗出，指甲苍白，神疲乏力，心悸少寐，纳差食少，便溏。

【治法】补养气血，健运脾胃。

【食疗方】党参红枣桂圆粥

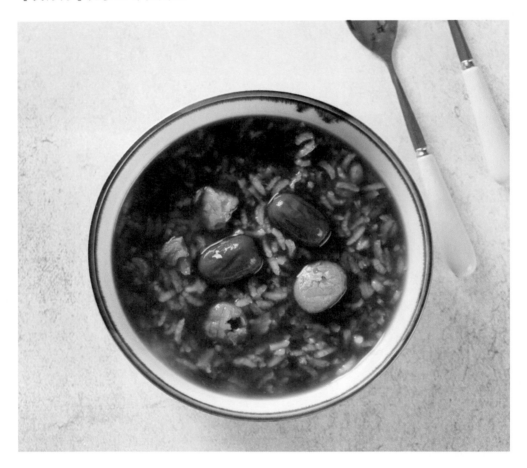

◆原料 党参 20 克，红枣 10 枚，桂圆肉 15 克，大米 50 克。

◆做法 1. 将党参洗净，放入锅中，加水煎煮 20 分钟，去渣取汁，备用。

2. 红枣、大米分别洗净，与桂圆肉一起放入药汁中，熬煮成粥即可。

◆用法 佐餐温服，每日 1 次。

◆功效 健脾养胃，补气养血。有效改善气血亏虚所致的眩晕症状。

【中医外治法】按摩百会穴、印堂穴、头维穴、足三里穴

●定位取穴

百会穴：位于头顶正中线与两耳尖连线的交叉处。取穴时，正坐，两手拇指分别按住两耳尖处，两手食指直上在头顶相连处取穴

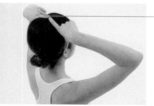

百会穴

印堂穴：位于人体额部，在两眉头的中间

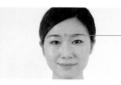

印堂穴

头维穴：在头部，额角发际上0.5寸，头正中线旁开4.5寸处

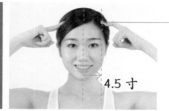

头维穴

4.5寸

足三里穴：位于外膝眼下3寸，胫骨外侧约1横指处。取穴时，弯腰，将同侧手的虎口围住髌骨的外上缘，其余4指向下，中指指尖处即是

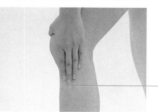

足三里穴

●按摩方法

1. 用拇指指腹分别按揉百会穴、印堂穴各1分钟。

2. 双手食指、中指并拢，按揉头维穴，每次按揉2～3分钟。

3. 用拇指指端按揉足三里穴，每次按揉2分钟。

1
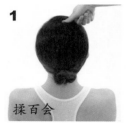
揉百会

2
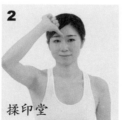
揉印堂

3
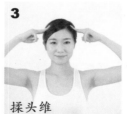
揉头维

4
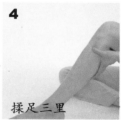
揉足三里

⊙ 肝肾阴虚

【病因】肝肾阴虚，肾精不足，致脑髓空虚，清窍失养所致。

【症状】眩晕久发不已，用心思考或心烦则加剧，视力减退，两目干涩，少寐健忘，心烦口干，五心烦热，耳鸣，神疲乏力，膝软遗精。

【治法】滋养肝肾，养阴填精。

【食疗方】枸杞炒肉丝

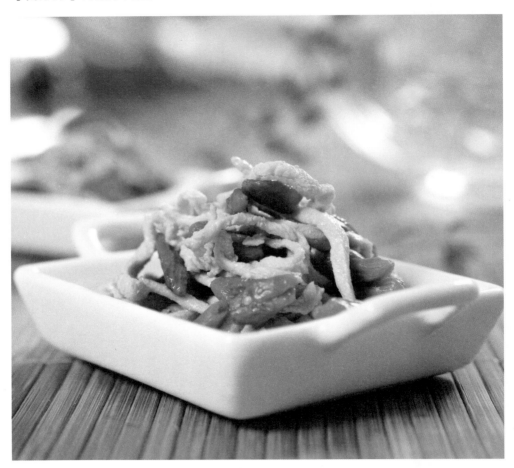

◆原料 枸杞子 20 克，猪瘦肉 50 克，黄酒、盐、味精、植物油各适量。

◆做法 1. 枸杞子洗净备用；猪瘦肉洗净，切成丝。

2. 油锅烧热，放入枸杞子、肉丝，翻炒至肉丝变色。

3. 加入黄酒、盐，继续炒熟，加味精调味即可。

◆功效 滋养肝肾。改善肝肾阴虚所致的眩晕症状。

【中医外治法】药敷涌泉穴

中医典籍《黄帝内经》记载："肾出于涌泉，涌泉者，足心也。"意思是说，涌泉穴位于足心部位，是肾经之气发源之所，肾经之气通过涌泉穴涌出灌溉全身。在涌泉穴处药敷，可使药效在肾气的协助下上行全身，起到益精补肾、滋养五脏的作用，对固本培元、改善眩晕有很大助益。

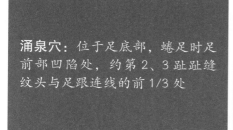

涌泉穴：位于足底部，蜷足时足前部凹陷处，约第2、3趾趾缝纹头与足跟连线的前1/3处

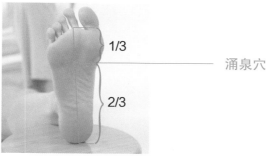

涌泉穴

●枸杞茱萸膏

◆原料 枸杞子、吴茱萸各20克，米醋适量。

◆做法 将上述药材共研细末，用米醋调匀，捏成饼状，于睡前贴敷于双足心涌泉穴，外用纱布覆盖，胶布固定。

◆用法 第二天早上取下，每日1次，连续3～5次即可见效。

◆功效 滋补肝肾，引热下行。

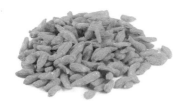

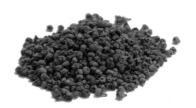

●附子生地膏

◆原料 盐附子、生地黄各适量。

◆做法 将上药共研细末，用适量开水调成糊状，于睡前贴敷于双足心涌泉穴，外用纱布覆盖，胶布固定。

◆用法 第二天早上取下，每日1次，连续10～15次。

◆功效 养阴清热，交通心肾。有效改善眩晕症状。

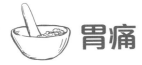 # 胃痛

　　胃痛又称胃脘痛，是指以上腹胃脘部、近心窝处经常发生疼痛为主要症状的病证，常伴食欲不振、恶心呕吐、嘈杂泛酸、嗳气吐腐等上胃肠道症状。常由情志不畅和脾胃素虚等病因而引发。因此在临床治疗时，分为多种证型，调治方法也不一样，我们就分别来了解一下。

◎ 寒邪客胃

【病因】多由饮食寒凉或猝感寒邪所致。

【症状】胃脘冷痛急性发作，恶寒喜暖，遇寒加重，遇热减轻，口淡不渴，或喜热饮。

【治法】温胃散寒，理气止痛。

【食疗方】生姜陈皮粥

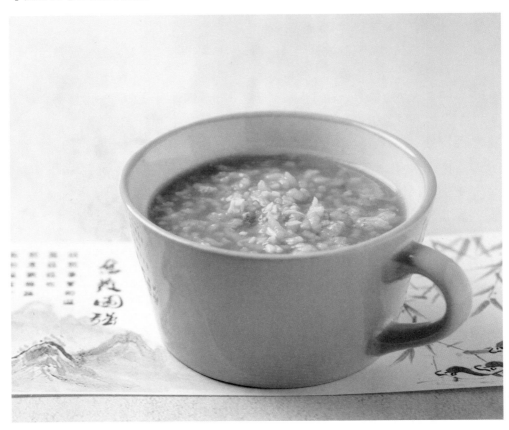

◆原料 生姜、干姜、陈皮各 10 克，大米 50 克。

◆做法 1. 生姜洗净，切碎；干姜、陈皮、大米分别洗净。

2. 将上述原料一起放入锅中，加入适量清水，大火煮沸，转小火熬煮至粥熟，去掉陈皮即可食用。

◆功效 温中散寒，理气止痛。可有效缓解寒邪客胃所致的胃痛症状。

【中医外治法】敷脐法

如果你的胃痛是由受寒或吃了过多寒凉饮食导致的，那就可以用中药外敷肚脐来温胃散寒、理气止痛，下面就给大家介绍几种临床常用的敷脐法。

●木香散

◆原料 木香 30 克，食盐 250 克。

◆做法 1. 将木香研为细末，装瓶密封备用。

2. 用药前洗净肚脐孔，趁湿将适量药末填满脐孔，外盖纱布，胶布固定。

3. 再将食盐炒热，装入布袋，趁热敷于肚脐处。

◆用法 每天换药 1 次。

◆功效 温中和胃，行气止痛。可缓解寒邪客胃所致的胃痛症状。

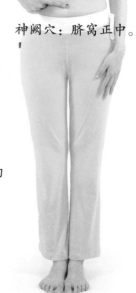

神阙穴：脐窝正中。

●肉桂膏

◆原料 肉桂、胡椒各 15 克，干姜、细辛、延胡索各 10 克，生姜汁适量。

◆做法 1. 将上药研为细末，用生姜汁调制成直径 2 厘米的药饼。

2. 将药饼贴敷在肚脐上，外盖纱布，胶布固定。

◆用法 留药 4 ~ 6 小时后去掉，每周 1 ~ 2 次，两周为 1 个疗程。

◆功效 温阳散寒，理气和胃，解痉止痛。缓解胃痛症状。

☺ 饮食伤胃

【病因】饮食过度，脾运化不及，使胃气失和、胃中气机阻滞所致。

【症状】暴饮暴食后，胃脘疼痛，胀满拒按，嗳腐吞酸，或呕吐不消化食物，其味腐臭，吐后痛减，不思饮食，大便不爽，得矢气及便后稍舒。

【治法】消食导滞，和胃止痛。

【中成药】保和丸、大山楂丸

【食疗方】陈皮山楂水

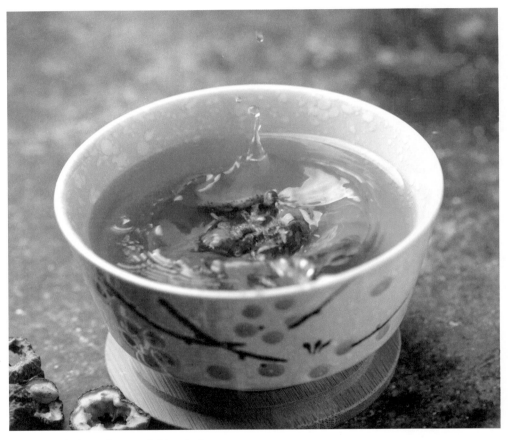

◆原料 陈皮 5 克，干山楂 10 克。

◆做法 1. 将干山楂洗净，放入锅中，加适量水煮至汤色变深。

2. 将陈皮放入锅中，再略煮一会儿即可。

◆功效 山楂能消饮食积滞，尤其易消肉食油腻积滞；陈皮有助于理顺一身之气，消食化积。

【中医外治法】按摩足三里穴、中脘穴、天枢穴、大横穴

●定位取穴

足三里穴：位于外膝眼下3寸，胫骨外侧约1横指处。取穴时，弯腰，将同侧手的虎口围住髌骨的外上缘，其余4指向下，中指指尖处即是

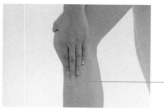

足三里穴

中脘穴：位于腹部前正中线上，脐中上4寸。取穴时，胸骨下端和肚脐连接线中点处即是

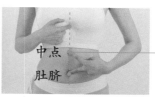

中脘穴

天枢穴：脐中旁开2寸处。取穴时，从肚脐向两旁各量取2横指（拇指），与肚脐平齐处即是

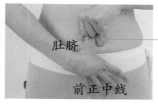

天枢穴

大横穴：位于人体的腹中部，肚脐旁开4寸处。取穴时，从肚脐向旁边量取4横指加1拇指（横指），拇指外侧，平齐肚脐中央处即是

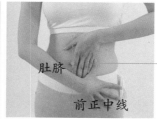

大横穴

●按摩方法

1. 用拇指指端分别按揉两侧的足三里穴，每穴每次按揉2～3分钟。

2. 用食指和中指指腹按揉中脘穴，每次按揉2～5分钟。

3. 双手拇指指腹分别按揉腹部两侧的天枢穴、大横穴，每穴各揉200次。

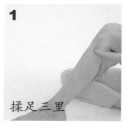

揉足三里

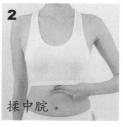

揉中脘

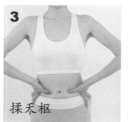

揉天枢

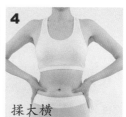

揉大横

◎ 脾胃湿热

【病因】过食辛辣或恣食肥甘厚味，或饮酒过度，损伤脾胃，蕴湿生热，阻滞气机，以致胃气阻滞而发生胃痛。

【症状】胃脘灼热疼痛，嘈杂泛酸，口干口苦，渴不欲饮，口甜黏浊，食甜食则冒酸水，纳呆恶心，身重肢倦，小便色黄，大便不畅，舌苔黄腻。

【治法】清热化湿，理气和中。

【食疗方】豆苓粥

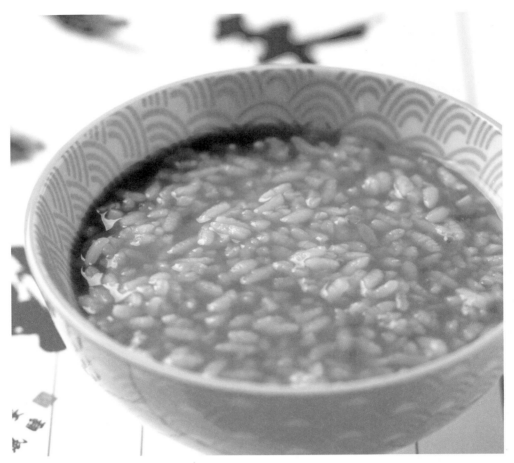

◆原料 豆蔻、茯苓各 15 克，黄连、陈皮各 10 克，甘草 6 克，大米 50 克。

◆做法 1. 五味药材一起放入锅中，水煎 20 分钟，去渣取汁。

　　　　2. 大米淘洗干净，放入药汁中熬煮成粥即可。

◆功效 健脾益气，清热祛湿。对缓解脾胃湿热所致的胃痛效果显著。

【中医外治法】按摩中脘穴、丰隆穴、大都穴

中脘穴可健脾和胃、补中益气，主治胃痛、腹胀等胃病；丰隆穴是足阳明胃经的络穴，可健脾化痰、和胃降逆、通经活络；大都穴是足太阴脾经的荥穴，五行属火，按摩此穴可健脾和中、泄热止痛。凡是脾胃湿热所致的胃痛患者，都可以通过按摩这三个穴位来缓解胃痛症状。

●定位取穴

中脘穴：位于腹部前正中线上，当脐中上4寸。取穴时，胸骨下端和肚脐连接线中点处即是

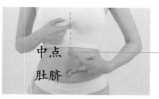

中点
肚脐

中脘穴

丰隆穴：位于小腿前外侧，外踝尖上8寸，条口穴外1寸，距胫骨前缘1.5寸。取穴时，正坐屈膝，先找到外膝眼与外踝尖连线的中点，再找到胫骨前缘外侧2横指，和刚才那个中点平齐的地方即是

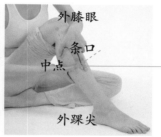

外膝眼
条口
中点

外踝尖

丰隆穴

大都穴：位于足内侧的边缘，取穴时，可采取正坐垂足或仰卧位，在足大趾内侧，第1跖趾关节前下方，赤白肉际处即是

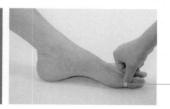

大都穴

●按摩方法

1. 用食指和中指指腹按揉中脘穴，每次按揉2～5分钟。

2. 用拇指指端分别按揉两侧的丰隆穴，每穴每次按揉2～3分钟。

3. 用按摩棒分别按摩两脚大都穴，每次每穴按揉2～5分钟。

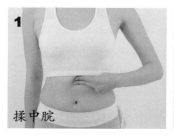

揉中脘

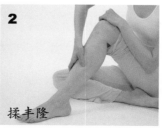

揉丰隆

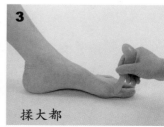

揉大都

⊙ 胃阴不足

【病因】热病伤阴，或胃热火郁，或久服香燥理气之品，耗伤胃阴，胃失濡养所致。

【症状】胃脘隐隐作痛，似饥而不欲食，口燥咽干，五心烦热，消瘦乏力。

【治法】养阴益胃，和中止痛。

【食疗方】生地沙参粥

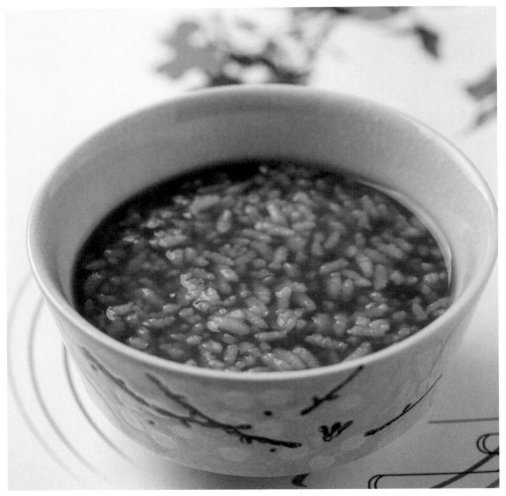

◆原料 生地黄 15 克，沙参 10 克，枸杞子、当归各 6 克，川楝子 3 克，大米 50 克。

◆做法 1. 五味药材一起放入锅中，加水煎煮 20 分钟，去渣取汁。

2. 大米淘洗干净，放入药汁中熬煮成粥即可。

◆功效 养阴益胃，清热生津，行气止痛。可有效改善胃阴不足所致的胃痛症状。

【中医外治法】按摩足三里穴、三阴交穴、内关穴、胃俞穴

●定位取穴

足三里穴：位于外膝眼下 3 寸，胫骨外侧约 1 横指处。取穴时，弯腰，将同侧手的虎口围住髌骨的外上缘，其余 4 指向下，中指指尖处即是

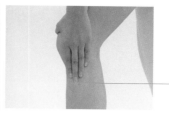

足三里穴

三阴交穴：位于内踝尖直上 3 寸，胫骨后缘。取穴时，正坐，屈膝，从内踝尖向上量取 4 横指，食指上缘与小腿中线的交点处即是

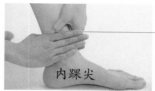

内踝尖

三阴交穴

内关穴：位于腕横纹上 2 寸，掌长肌腱与桡侧腕屈肌腱之间。取穴时，从腕横纹向上量取 2 拇指，两筋之间处即是

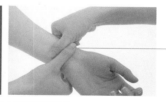

内关穴

胃俞穴：位于人体背部，第 12 胸椎棘突下，旁开 1.5 寸处。取穴时，肚脐对应的是第 2 腰椎棘突，向上再摸 2 个椎体就是第 12 胸椎棘突，其下旁开 2 指处即是

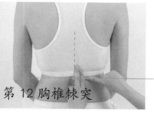

第 12 胸椎棘突

胃俞穴

●按摩方法

1.用拇指指端分别按揉足三里穴、三阴交穴、内关穴，每穴每次按揉 2 ～ 3 分钟。

2.双手握拳，用掌指关节分别按揉两侧胃俞穴，每次按揉 2 ～ 3 分钟。

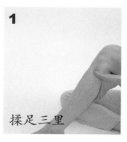

1 揉足三里

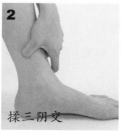

2 揉三阴交

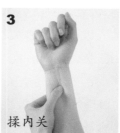

3 揉内关

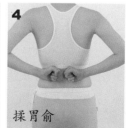

4 揉胃俞

◉ 肝气犯胃

【病因】情志不畅，肝气郁结，横逆犯胃，使胃气阻滞所致。

【症状】胃脘胀痛，痛连两胁，遇烦恼则痛作或痛甚，嗳气、矢气则痛舒，胸闷，喜长叹息，大便不畅。

【治法】疏肝理气，和胃止痛。

【食疗方】佛手柑粥

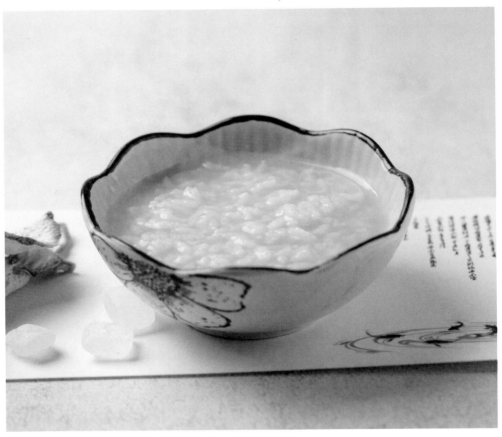

◆原料 佛手柑 20 克，大米 100 克，冰糖适量。

◆做法 1. 将佛手柑放入砂锅中，加入适量清水煎煮 30 分钟，去渣取汁。

2. 大米洗净后煮粥，粥熟后放入冰糖和佛手柑汁，稍煮即可。

◆用法 每日 2 次。

◆功效 疏肝健脾，和胃理气。可有效改善肝气犯胃所致的脘腹满闷胀痛、嗳气、反酸、呕吐、食欲不振等证。

【中医外治法】刮痧足三里穴、胃俞穴、章门穴、肝俞穴

●定位取穴

足三里穴：位于外膝眼下3寸，胫骨外侧约1横指处。取穴时，弯腰，将同侧手的虎口围住髌骨的外上缘，其余4指向下，中指指尖处即是

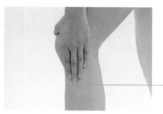

足三里穴

胃俞穴：位于人体背部，第12胸椎棘突下，旁开1.5寸处。取穴时，肚脐对应的是第2腰椎棘突，向上再摸2个椎体就是第12胸椎棘突，其下旁开2指处即是

第12胸椎棘突

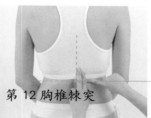

胃俞穴

章门穴：位于人体的侧腹部，第11肋游离端的下方。取穴时，屈肘合腋，肘尖正对的地方即是此穴

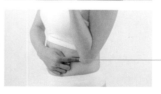

章门穴

肝俞穴：位于第9胸椎棘突下，旁开1.5寸处。取穴时，先找到第7胸椎，即两肩胛骨连线中点，向下数2个椎体即第9胸椎，从其下缘旁开2横指处即是

第9胸椎棘突

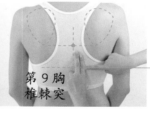

肝俞穴

●刮痧方法

在穴位处涂抹适量刮痧油，然后手握刮痧板，向刮拭的方向倾斜45°，自上而下刮拭足三里穴、胃俞穴、章门穴、肝俞穴，每穴反复刮20～30次，每天1次。

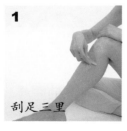

刮足三里

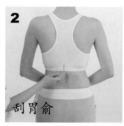

刮胃俞

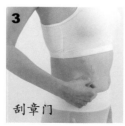

刮章门

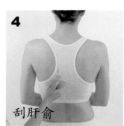

刮肝俞

◉ 脾胃虚寒

【病因】脾胃虚弱，中焦虚寒，致使胃失温养，发生胃痛。

【症状】胃痛隐隐，绵绵不休，喜温喜按，空腹痛甚，得食则缓，劳累或受凉后发作或加重，泛吐清水，手足不温，大便溏薄。

【治法】温中健脾，和胃止痛。

【食疗方】黄芪生姜粥

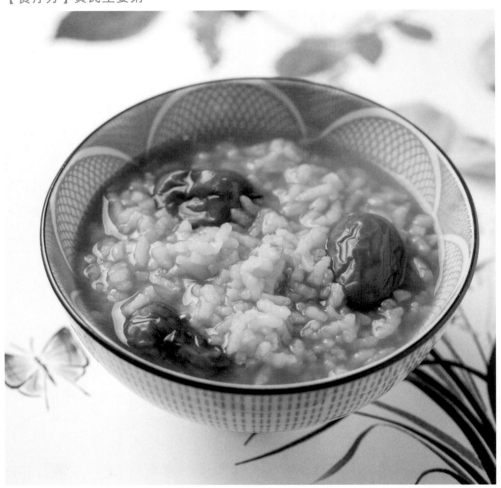

◆原料 黄芪 15 克，生姜、炙甘草各 10 克，红枣 3 枚，大米 50 克，红糖适量。

◆做法 1. 将黄芪、生姜、炙甘草加水煎 20 分钟，去渣取汁。

    2. 红枣、大米分别洗净，放入药汁中熬煮成粥，粥熟后加红糖调味即可。

◆功效 温中散寒，益气和胃，止呕。可有效改善脾胃虚寒症状，缓解胃痛。

【中医外治法】艾灸足三里穴、中脘穴、阳池穴、神阙穴

●定位取穴

足三里穴：位于外膝眼下3寸，胫骨外侧约1横指处。取穴时，弯腰，将同侧手的虎口围住髌骨的外上缘，其余4指向下，中指指尖处即是

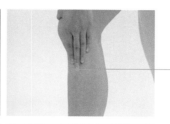

足三里穴

中脘穴：位于腹部前正中线上，当脐中上4寸。取穴时，胸骨下端和肚脐连接线中点处即是

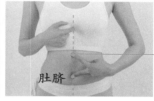

肚脐

中脘穴

阳池穴：在腕背横纹中，指总伸肌腱的尺侧缘凹陷处。取穴时，五指伸开，在手背腕横纹的中间凹陷处即是

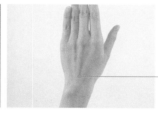

阳池穴

神阙穴：位于脐窝正中

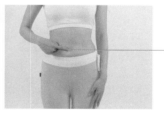

神阙穴

●艾灸法

点燃艾条，距离穴位处2～3厘米处施灸，每次灸15分钟，每周1～2次，2周为1个疗程。

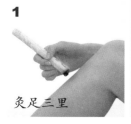

1

灸足三里

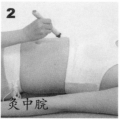

2

灸中脘

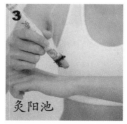

3

灸阳池

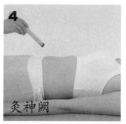

4

灸神阙

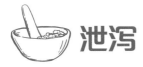 泄泻

⊙ 寒湿泄泻

【病因】因外感寒湿之邪，使脾失健运所致。

【症状】腹痛肠鸣，腹泻来势较急，泄泻清稀，甚至像水一样，气味酸臭或腥臭，常夹有不消化的食物。

【治法】芳香化湿，解表散寒。

【中成药】藿香正气水

【食疗方】胡萝卜莲子生姜粥

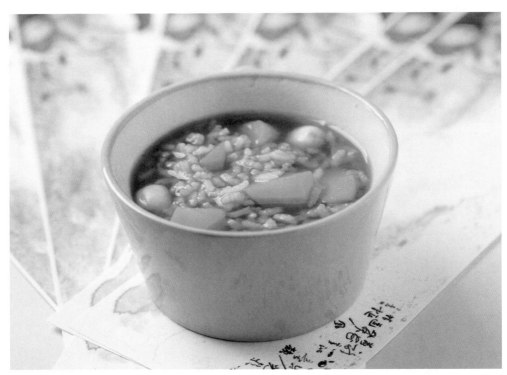

◆原料 胡萝卜1根，莲子30克，生姜10克，大米50克，红糖适量。

◆做法 1. 将胡萝卜洗净，切小块；莲子洗净，泡软；生姜切碎。

2. 将材料一起放入锅中煮粥，粥熟调入红糖即可。

◆功效 温中散寒，健脾止泻。可缓解外感寒湿所致的腹泻。

【中医外治法】艾灸神阙穴、天枢穴、上巨虚穴、足三里穴

●定位取穴

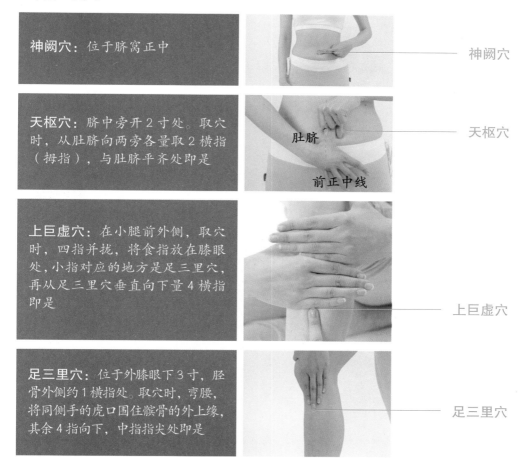

神阙穴：位于脐窝正中

神阙穴

天枢穴：脐中旁开2寸处。取穴时，从肚脐向两旁各量取2横指（拇指），与肚脐平齐处即是

肚脐

前正中线

天枢穴

上巨虚穴：在小腿前外侧，取穴时，四指并拢，将食指放在膝眼处，小指对应的地方是足三里穴，再从足三里穴垂直向下量4横指即是

上巨虚穴

足三里穴：位于外膝眼下3寸，胫骨外侧约1横指处。取穴时，弯腰，将同侧手的虎口围住髌骨的外上缘，其余4指向下，中指指尖处即是

足三里穴

●艾灸方法

将点燃的艾条悬在穴位上方2厘米处施灸，每穴灸10～15分钟，以腹中感到温热为宜。隔日1次。

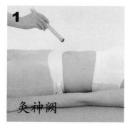

1

灸神阙

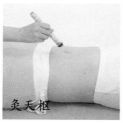

灸天枢

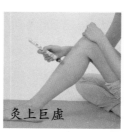

灸上巨虚

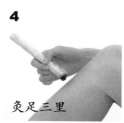

4

灸足三里

⊙ 湿热伤中

【病因】湿热之邪，蕴结脾胃，热性急迫，下注大肠，传导失司所致。

【症状】腹痛即泻，泻下急迫，或泻后不爽，粪便色黄臭秽，肛门灼热，或身热口渴，小便短黄，舌苔黄腻，等等。

【治法】清热解毒，利湿止泻。

【中成药】葛根芩连丸

【食疗方】赤小豆薏米饮

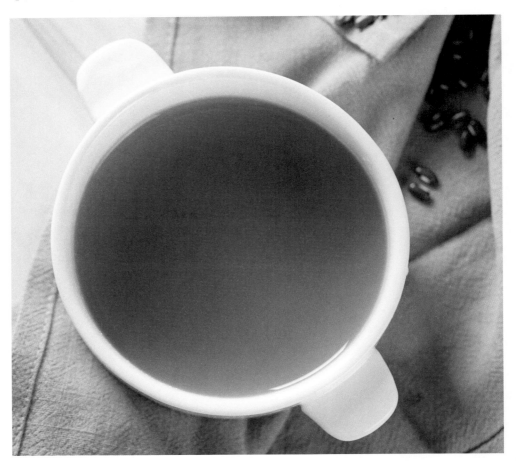

◆原料 赤小豆、薏米各30克。

◆做法 1. 将赤小豆、薏米洗净后，加适量水炖30分钟，取100毫升汁液。

2. 再炖30分钟，取100毫升汁液。将两次的汁液搅匀，温饮或凉饮。

◆功效 清热利湿止泻，养护脾胃。对湿热所致的泄泻有疗效。

【中医外治法】刮痧膀胱经、中脘穴、天枢穴、丰隆穴

●定位取穴

膀胱经：选择背部的一段，即脊柱两侧旁开1.5寸和旁开3寸，也就是一边各有2条，共4条线

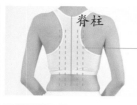

脊柱

膀胱经

中脘穴：位于腹部前正中线上，脐中上4寸。取穴时，胸骨下端和肚脐连接线中点处即是

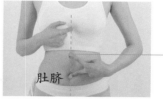

肚脐

中脘穴

天枢穴：脐中旁开2寸处。取穴时，从肚脐向两旁各量取2横指（拇指），与肚脐平齐处即是

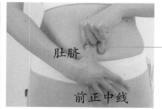

肚脐

前正中线

天枢穴

丰隆穴：位于小腿前外侧，外踝尖上8寸，条口穴外1寸，距胫骨前缘1.5寸。取穴时，正坐屈膝，先找到外膝眼与外踝尖连线的中点，再找到胫骨前缘外侧2横指，和刚才那个中点平齐的地方即是

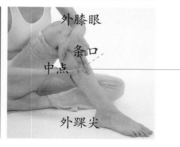

外膝眼

条口

中点

外踝尖

丰隆穴

●刮痧方法

1. 用刮痧板蘸取适量刮痧油，自上而下刮拭膀胱经，以出痧为度。

2. 刮拭腹部正中线，从中脘穴向下刮至天枢穴，刮30次，以出痧为度。

3. 自上而下刮拭丰隆穴，反复刮至出痧即可。

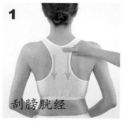

1

刮膀胱经

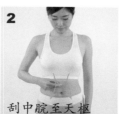

2

刮中脘至天枢

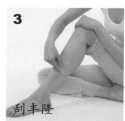

3

刮丰隆

⊙ 食滞肠胃

【病因】饮食不节，损伤脾胃，运化失健，食积中焦转化为浊物所致。

【症状】泻下稀便，气味像臭鸡蛋，伴有不消化的食物，脘腹胀满，腹痛肠鸣，泻后痛减，打嗝会有酸腐臭味，不思饮食，等等。

【治法】消食导滞。

【中成药】保和丸

【食疗方】山楂麦芽饮

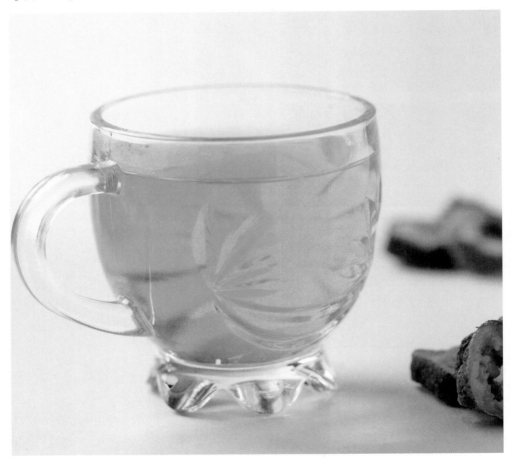

◆原料 生山楂、炒麦芽各 10 克。

◆做法 1. 将山楂洗净，去核。

　　　　2. 将山楂、麦芽一起放入砂锅中，水煎 15 分钟，去渣取汁即可。

◆功效 消食，导滞，止泻。适用于伤食引起的泄泻。

【中医外治法】按摩上巨虚穴、足三里穴、天枢穴、气海穴

●定位取穴

上巨虚穴：在小腿前外侧，取穴时，四指并拢，将食指放在膝眼处，小指对应的地方是足三里穴，再从足三里穴垂直向下量4横指即是

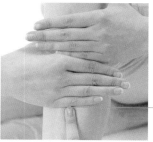

上巨虚穴

足三里穴：位于外膝眼下3寸，胫骨外侧约1横指处。取穴时，弯腰，将同侧手的虎口围住髌骨的外上缘，其余4指向下，中指指尖处即是

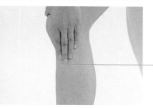

足三里穴

天枢穴：脐中旁开2寸处。取穴时，从肚脐向两旁各量取2横指（拇指），与肚脐平齐处即是

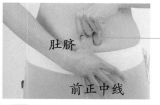

肚脐

前正中线

天枢穴

气海穴：位于人体下腹部正中线上，脐下1.5寸处。取穴时，从肚脐向下量取2横指处即是

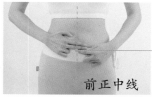

前正中线

气海穴

●按摩方法

1. 用拇指指端分别按揉上巨虚穴、足三里穴、天枢穴，每穴每次按揉2～3分钟。

2. 食指、中指并拢，用指腹按揉气海穴2～3分钟。

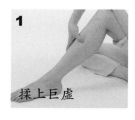
1
揉上巨虚

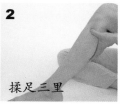
2
揉足三里

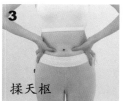
3
揉天枢

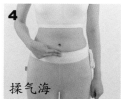
4
揉气海

◎ 脾胃虚弱

【病因】因脾胃虚弱，清阳不升，运化失职所致。

【症状】因稍进油腻食物或饮食稍多，大便次数即明显增多而发生泄泻，伴有不消化食物，大便时泻时溏，迁延反复，饮食减少，食后脘闷不舒，等等。

【治法】健脾益气，和胃渗湿。

【中成药】参苓白术丸

【食疗方】参苓白术粥

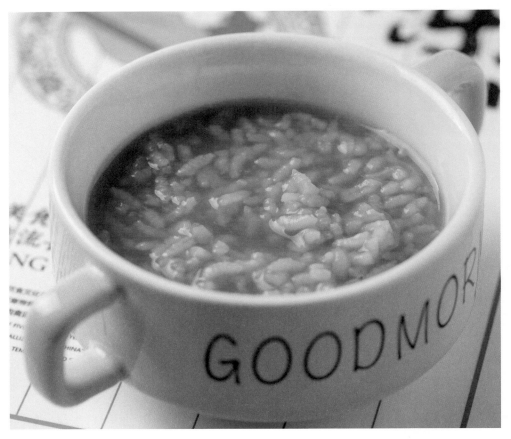

◆原料 党参、茯苓、白术、山药各 15 克，砂仁 6 克，白扁豆、莲子肉各 10 克，大米 50 克。

◆做法 1. 将上述药材一起放入锅中，加水煎煮 20 分钟，去渣取汁，备用。

2. 大米淘洗干净，放入药汁中，熬煮成粥即可。

◆功效 健脾益气，化湿开胃。有效缓解脾胃虚弱导致的泄泻。

【中医外治法】八段锦——调理脾胃臂单举

著名的导引健身法——八段锦，有一个专门调理脾胃的动作，就是"调理脾胃臂单举"，这个动作主要作用于中焦，中焦即人体的上腹部位，包括脾、胃、肝、胆等内脏器官。中医认为，胃主腐熟，脾主运化，肝胆主疏泄，并分泌、排泄胆汁以助消化。因此，通过臂单举的方法按摩中焦可以有效增强脾胃功能，疏通脏腑经络，从根本上改善脾虚泄泻的症状。

●动作分解

1.左手成竖掌，自身前、面前向上高举，继而翻掌上撑，指尖向左，同时右掌心向下按，指尖朝前，目视前方。（图1）

2.两膝微屈，重心缓缓下降，左手俯掌自面前、身前下落于腹前，掌心向上，右手翻掌向上捧于腹前，掌心向上，两掌指尖相对。（图2）

3.重复以上动作，唯左右相反。该动作反复10次，还原至自然站立姿势。

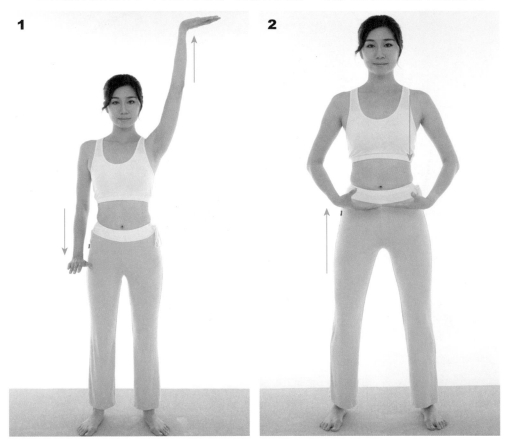

◎ 肾阳虚衰

【病因】因肾阳亏虚使脾失温煦，运化失职，水谷不化所致。

【症状】黎明前脐腹作痛，肠鸣即泻，完谷不化，泻后则安，腹部喜温，身寒肢冷，腰膝酸软。

【治法】温补脾肾，固涩止泻。

【中成药】四神丸

【食疗方】吴茱萸炖羊肉

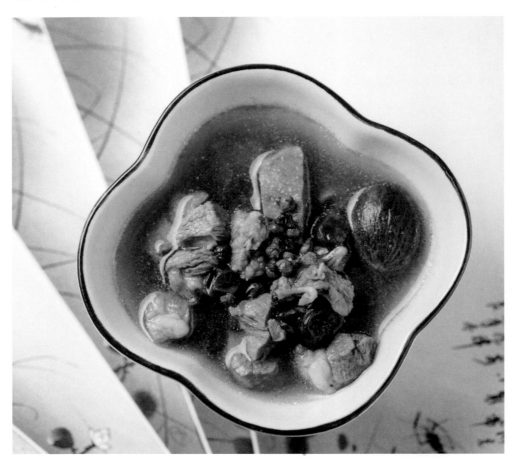

◆ 原料 羊肉 100 克，吴茱萸、肉豆蔻、五味子各 6 克，生姜、盐各适量。

◆ 做法 1. 羊肉洗净，切小块；吴茱萸、肉豆蔻、五味子分别洗净；生姜洗净，切片。

   2. 将材料一起放入锅中，煮至羊肉熟烂，加盐调味即可。

◆ 功效 温补脾肾，收敛止泻。改善肾阳虚所致的泄泻症状。

【中医外治法】贴脐 + 艾灸

　　如果你的泄泻是肾阳虚导致的，那么，我要教给大家
一个特效的方法，就是用生姜附子饼贴脐，然后配合艾灸。
肚脐所在就是神阙穴，它是冲任之气汇聚之处，五脏六腑
之本，有温阳益气、调理脾胃、回阳救逆的功效，是
治疗阳虚泄泻的关键穴位。

生姜附子饼 + 艾灸

◆原料　制附子粉、淀粉各 10 克，生姜适量。

◆做法　1. 将生姜洗净，捣烂成泥。

　　　　2. 将制附子粉、淀粉混匀，用生姜泥调成
　　　　糊状，做成直径约 3 厘米、厚约 1 厘米的饼，
　　　　中间用针刺数孔，备用。

　　　　3. 患者仰卧，暴露脐部，用湿布擦拭干净，
　　　　把药饼贴敷在脐部。

　　　　4. 艾炷放在药饼上，点燃，每次灸 5 壮（燃
　　　　完一个艾炷为一壮）。

　　　　5. 灸完后用医用纱布覆盖药饼，再用胶布固定。

◆用法　每日换药 1 次，连敷 2 ~ 3 天。

◆功效　有温中散寒、补火助阳、止泻止痛的功效。对
　　　　改善脾肾阳虚型泄泻疗效显著。

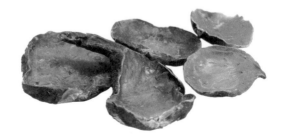

神阙穴

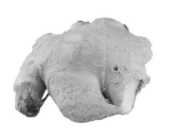

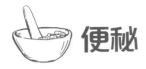 # 便秘

⊙ 胃肠积热

【病因】肠胃积热，耗伤津液，使肠道干涩失润，粪质干燥，难于排出所致。

【症状】口干口臭，面红身热，小便短赤，等等。

【治法】泄热导滞，润肠通便。

【中成药】麻子仁丸

【食疗方】番泻叶蜂蜜水

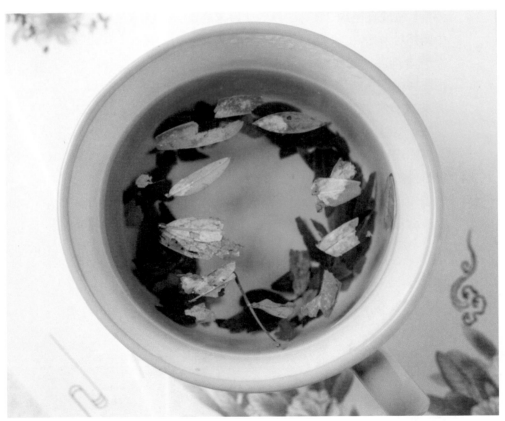

◆原料 番泻叶 6 克，蜂蜜 20 克。

◆做法 将番泻叶放入杯中，用沸水冲泡 5 分钟，稍凉后调入蜂蜜即可。

◆功效 泄热行滞，润肠通便。改善便秘症状。

【中医外治法】贴脐 + 敷足

因胃肠积热导致的便秘，治疗的关键就是泄热通便，这里给大家推荐两款简单实用的贴敷方，对治疗热结便秘疗效很好。

●贴脐法

肚脐，也就是神阙穴，是任脉腧穴，冲、任、督三脉交汇于此，用中药敷脐，可通过脐部的经络循环达到疏通经络、调达脏腑、泄热通便的功效，作用直接，适用广泛且操作简易。

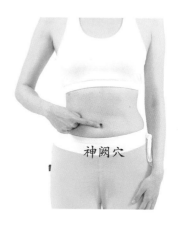

神阙穴

◆原料 生大黄、芒硝各等份，米醋适量。

◆做法 1. 将生大黄、芒硝研成粉末，混匀，用米醋把药粉调和成糊状。

2. 将脐部（神阙穴）清洁干净，取适量药物填充，外用纱布覆盖，胶布固定。

◆用法 5 ~ 8 小时后取下，每日 1 次，持续 3 天。

◆功效 调理肠胃，泄热通便。

●敷足法

敷足，就是用中药外敷涌泉穴。涌泉穴为足少阴肾经的井穴，是肾经之气发源之所，外敷此穴，可引热下行，排出胃肠积热。

◆原料 大黄适量。

◆做法 1. 将大黄研为细末，用温水调成糊状。

2. 睡前，将药糊敷于双足涌泉穴，外用纱布覆盖，胶布固定。

◆用法 第二天晨起取下，一次即可见效。

◆功效 引热下行，泄热通便。

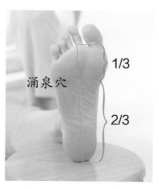

涌泉穴 1/3 2/3

涌泉穴：位于足底部，约第 2、3 趾趾缝纹头与足跟连线的前 1/3 处。

◎ 气滞便秘

【病因】由于腑气郁滞，通降失常，传导失职，使糟粕内停，不得下行，或欲便不出，或出而不畅，或大便干结而成气秘。

【症状】肚子胀或胀痛，嗳气，肠鸣矢气，胸胁满闷，饮食减少，舌苔薄腻，等等。

【治法】顺气导滞。

【中成药】四磨汤口服液

【食疗方】木香槟榔蜂蜜水

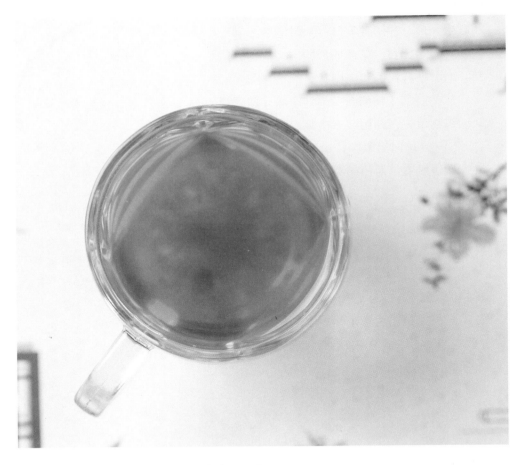

◆原料 木香、槟榔各10克，蜂蜜20克。

◆做法 1. 将木香、槟榔一起放入锅中，加水煎煮20分钟，去渣留汁。

   2. 药汁稍凉后，调入蜂蜜，搅匀后代茶饮即可。

◆功效 调畅气机，消除积滞。起到通便作用。

【中医外治法】摩腹 + 按摩大横穴、支沟穴

中医认为，腹部为"五脏六腑之宫城"，是人体气机升降的枢纽，而且有很多调治胃肠功能的穴位。经常摩腹，就可以使气机上下贯通，经络通畅，防止胃肠消化功能失调。大横穴有理气健脾、通调肠胃的作用，常用于治疗气血瘀滞引起的便秘。支沟穴是手少阳三焦经的腧穴，具有调节三焦脏腑的功效。

●**定位取穴**

大横穴：位于人体的腹中部，肚脐旁开4寸处。取穴时，从肚脐向旁边量取4横指加1拇指（横指），拇指外侧，平齐肚脐中央处即是

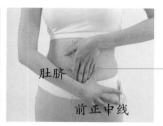

肚脐　　　　　　　　　　　　大横穴

前正中线

支沟穴：位于腕背横纹上3寸，尺骨与桡骨之间的中线上。取穴时，从手腕背部横纹向上量取4横指，两骨之间即是

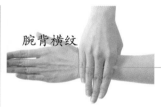

腕背横纹　　　　　　　　　　支沟穴

●**按摩方法**

1.双掌重叠放在右下腹部，稍加用力，沿顺时针方向摩揉全腹，以腹内有热感为佳，反复摩揉30 ~ 50遍。

2.用双手拇指指腹分别按揉两侧的大横穴，稍用力，每次按揉3 ~ 5分钟。

3.用拇指指端分别按压两侧支沟穴，每穴每次按压3 ~ 5分钟。

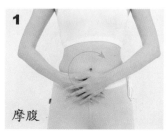

摩腹

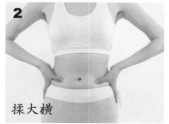

揉大横

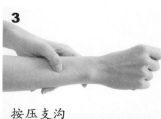

按压支沟

⊚ 气虚便秘

【病因】由多种原因导致气虚，使大肠传导无力，而致便秘。

【症状】粪质并不干硬，也有便意，但临厕排便困难，需用很大的力气才能排出，有时会出很多汗，气短，便后乏力，体质虚弱，面白神疲，肢倦懒言，等等。

【治法】补气润肠，健脾升阳。

【中成药】苁蓉润肠口服液

【食疗方】黄芪蜂蜜水

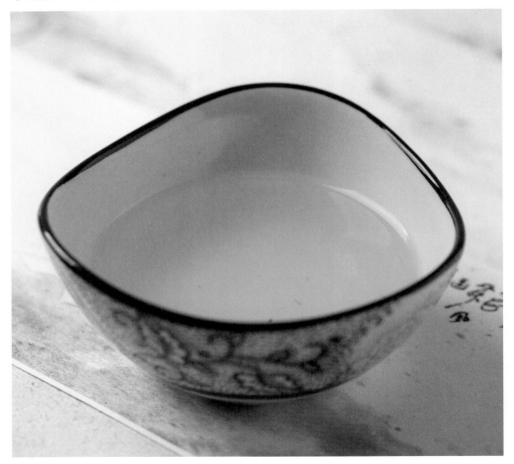

◆原料 黄芪 15 克，陈皮 10 克，蜂蜜适量。

◆做法 1. 黄芪、陈皮一起放入锅中，加水适量，煎煮 5 ~ 10 分钟，滤渣取汁。

2. 药汁稍凉后，调入蜂蜜，搅匀后代茶饮即可。

◆功效 健脾益气，润肠通便。对改善气虚症状，缓解便秘有帮助。

【中医外治法】按摩中脘穴、支沟穴、天枢穴、气海穴

●定位取穴

中脘穴：位于腹部前正中线上，脐中上4寸。取穴时，胸骨下端和肚脐连接线中点处即是	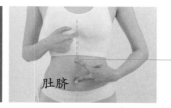 肚脐　　中脘穴
支沟穴：位于腕背横纹上3寸，尺骨与桡骨之间的中线上。取穴时，从手腕背部横纹向上量取4横指，两骨之间即是	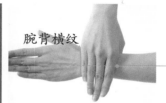 腕背横纹　　支沟穴
天枢穴：脐中旁开2寸处。取穴时，从肚脐向两旁各量取2横指（拇指），与肚脐平齐处即是	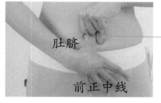 肚脐　天枢穴　前正中线
气海穴：位于人体下腹部正中线上，脐下1.5寸处。取穴时，从肚脐向下量取2横指即是	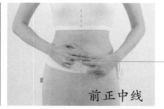 气海穴　前正中线

●按摩方法

1.食指和中指并拢，用指腹按揉中脘穴，每次2～5分钟，至腹腔内产生热感。

2.用拇指指端分别点按支沟穴、天枢穴、气海穴，每穴每次点按3～5分钟。

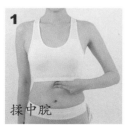
揉中脘

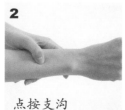
点按支沟

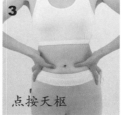
点按天枢

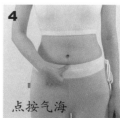
点按气海

⊙ 血虚便秘

【病因】阴亏血少，血虚则大肠不荣，阴亏则大肠干涩，肠道失润，大便干结，便下困难，而成便秘。

【症状】面色苍白，头晕目眩，心悸气短，失眠健忘，等等。

【治法】养血润肠。

【中成药】润肠丸

【食疗方】当归松子粥

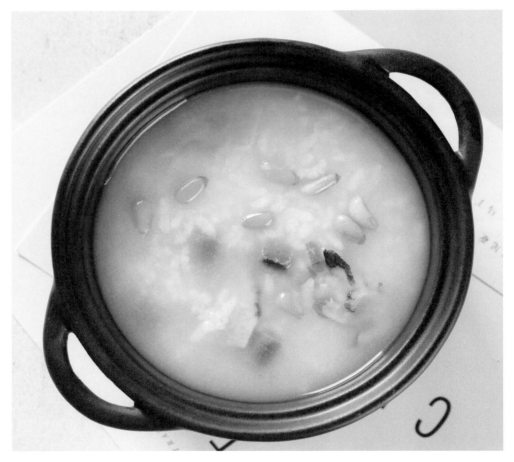

◆原料 松子仁 30 克，当归、党参各 10 克，大米 50 克。

◆做法 1. 将当归、党参放入锅内，加入适量清水，熬煎 20 分钟。

2. 大米淘洗干净，与松子仁一起放入药汁中，煮成粥即可。

◆功效 补血益气，润肠通便。改善血虚肠燥引起的便秘不适。

【中医外治法】按摩足三里穴、支沟穴、血海穴、天枢穴

●定位取穴

足三里穴：位于外膝眼下3寸，胫骨外侧约1横指处。取穴时，弯腰，将同侧手的虎口围住髌骨的外上缘，其余4指向下，中指指尖处即是

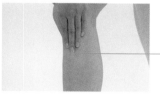 足三里穴

支沟穴：位于腕背横纹上3寸，尺骨与桡骨之间的中线上。取穴时，从手腕背部横纹向上量取4横指，两骨之间即是

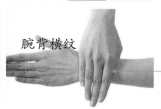 腕背横纹　支沟穴

血海穴：在髌底内侧端上2寸，当股四头肌内侧头的隆起处。取穴时，屈膝，以掌心按于膝髌骨上缘，第2～5指向上伸直，拇指约呈45°斜置，拇指尖下即是

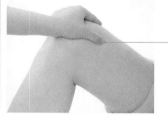 血海穴

天枢穴：脐中旁开2寸处。取穴时，从肚脐向两旁各量取2横指（拇指），与肚脐平齐处即是

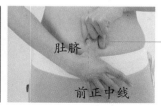 肚脐　天枢穴　前正中线

●按摩方法

　　用拇指指端分别用力按揉足三里穴、支沟穴、血海穴、天枢穴，至局部产生酸胀感为宜，每穴每次按揉3～5分钟。

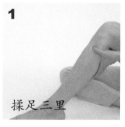
1
揉足三里

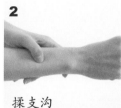
2
揉支沟

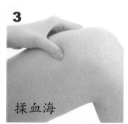
3
揉血海

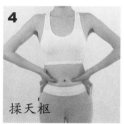
4
揉天枢

◎ 阳虚便秘

【病因】阳虚则肠道失于温煦，阴寒内结，便下无力，使排便时间延长，形成便秘。

【症状】大便排出困难，小便清长，面色㿠白，四肢不温，腹中冷痛，得热痛减，腰膝冷痛，舌淡苔白，等等。

【治法】温阳润肠。

【中成药】苁蓉通便口服液

【食疗方】韭菜炒虾肉

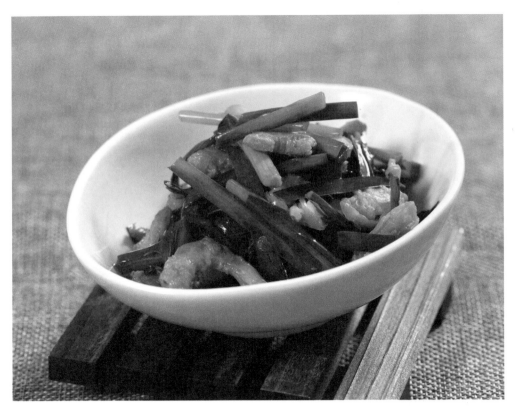

◆原料 虾肉 100 克，韭菜 300 克，肉苁蓉 10 克，盐、葱、姜、植物油各适量。

◆做法 1. 把韭菜洗净，切 3 厘米长的段；肉苁蓉打成粉；虾肉洗净；姜切丝；葱切段。

2. 油锅烧热，下入姜丝、葱段爆香，立即下入虾肉、韭菜段、肉苁蓉粉、盐，炒断生即成。

◆功效 滋补肾阳，润肠通便。对改善阳虚所致的便秘有效。

【中医外治法】敲打督脉，艾灸神阙穴

因阳虚所致的便秘，治疗时就要温补肾阳，这样才能从根本上治愈便秘。患者可以采用敲打督脉和艾灸大肠俞穴的方法。督脉总督一身之阳经，调节着一身的阳经气血，故称为"阳脉之海"，敲打督脉，可以振奋阳气，起到温通经脉、温煦脏腑、祛寒暖身的功效。神阙穴与诸经百脉相通，艾灸此穴，可补虚损，温补脾肾阳气，改善阳虚便秘症状。

●定位取穴

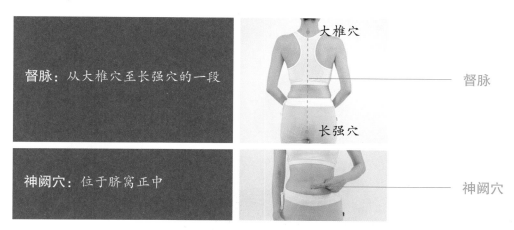

督脉：从大椎穴至长强穴的一段

大椎穴
督脉
长强穴

神阙穴：位于脐窝正中

神阙穴

●操作方法

1.请家人帮忙，用按摩器从上至下敲打督脉，力度适宜，每次敲打 10 ～ 15 分钟。

2.隔姜灸神阙穴：将鲜姜切成 0.2 ～ 0.3 厘米厚的姜片，在姜片上扎出数个小孔，放在神阙穴上，将艾炷放在姜片上点燃施灸，当感觉到有灼痛感时，更换艾炷再灸。每次灸 3 ～ 5 壮，隔日 1 次。

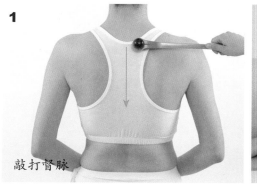

1 敲打督脉

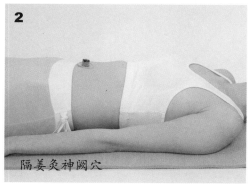

2 隔姜灸神阙穴

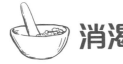 # 消渴

消渴，就相当于我们现下说的糖尿病，中医把消渴分为上消、中消和下消。在治疗时，要辨清病位，分三消而治。

◎ 肺热津伤

【病因】肺受燥热所伤，津液不能敷布所致。

【症状】口渴多饮，口干舌燥，尿频量多，多食，烦热，等等。

【治法】清热润肺，生津止渴。

【中成药】玉泉丸

【食疗方】百合二冬瘦肉汤

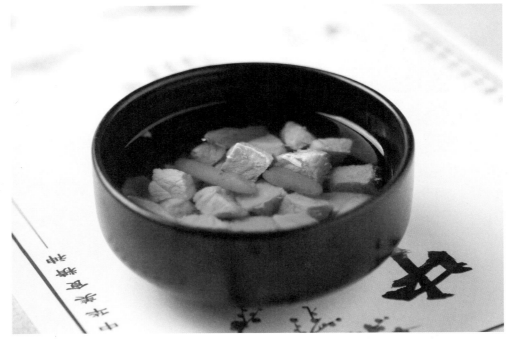

◆原料 干百合 20 克，麦冬、天冬各 10 克，猪瘦肉 250 克，盐适量。

◆做法 1. 猪瘦肉洗净后切块；干百合洗净，剥成片备用。

2. 将材料一起放入锅中，加水煲约 1 小时，加盐调味即可。

◆功效 清热滋阴。适用于消渴之偏于肺阴虚有热者。

【中医外治法】刺激鱼际穴、太溪穴、胃脘下俞穴

鱼际穴是肺经的荥穴，可以滋阴降火。太溪穴可补肺肾之阴，使金水互生降肺热。胃脘下俞穴能改善胰岛功能，显著降低血糖。

●定位取穴

鱼际穴： 位于手外侧，第1掌骨桡侧中点赤白肉际处。取穴时，拇指伸直，在拇指根部和手腕连线的中点、皮肤颜色深浅交界处即是

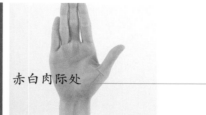

赤白肉际处 —————— 鱼际穴

太溪穴： 位于足内侧，内踝尖与跟腱之间的凹陷处

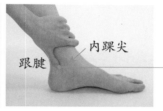

内踝尖
跟腱 —————— 太溪穴

胃脘下俞穴： 在第8胸椎棘突下旁开1.5寸。取穴时，先找到脾俞穴，在其下1个椎体旁开2指处即是

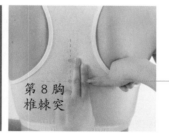

第8胸椎棘突 —————— 胃脘下俞穴

●刺激方法

1.用拇指指腹分别按揉两侧鱼际穴、太溪穴各3～5分钟。

2.在两侧胃脘下俞穴上拔罐10分钟，起罐之后温和灸两侧胃脘下俞穴各15分钟。

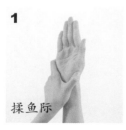

1 揉鱼际

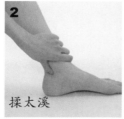

2 揉太溪

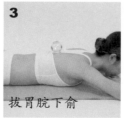

3 拔胃脘下俞

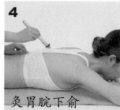

4 灸胃脘下俞

⊙ 胃热炽盛

【病因】脾胃受燥热所伤，胃火炽盛，脾阴不足所致。

【症状】多食易饥，口渴，口干，口苦，苔黄，尿多，形体消瘦，大便干燥，等等。

【治法】清胃泻火，养阴增液。

【食疗方】 黄连石斛饮

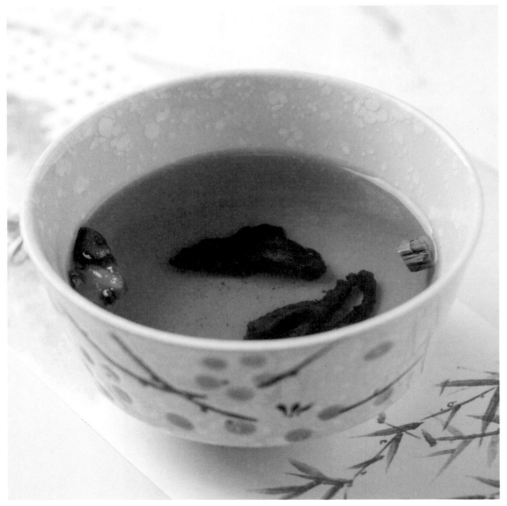

◆原料 黄连、石斛各6克，生地黄10克。

◆做法 将黄连、石斛、生地黄一起放入保温杯中，用沸水冲泡，加盖闷5～10
分钟，代茶饮即可。

◆功效 可清泻胃火，养阴生津。适宜胃热炽盛型消渴病患者调养饮用。

【中医外治法】刺激内庭穴、胃脘下俞穴、太溪穴

●定位取穴

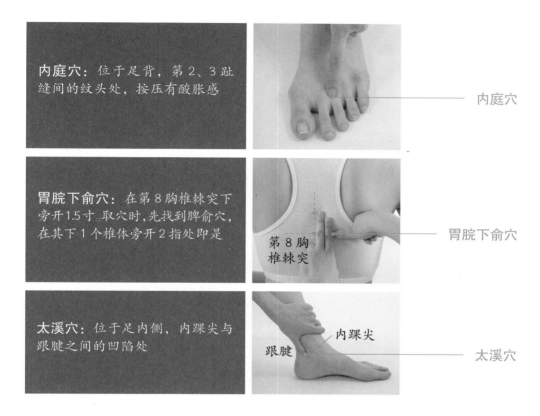

内庭穴：位于足背，第2、3趾缝间的纹头处，按压有酸胀感

内庭穴

胃脘下俞穴：在第8胸椎棘突下旁开1.5寸。取穴时，先找到脾俞穴，在其下1个椎体旁开2指处即是

第8胸椎棘突

胃脘下俞穴

太溪穴：位于足内侧，内踝尖与跟腱之间的凹陷处

内踝尖

跟腱

太溪穴

●刺激方法

1.用拇指指端按压内庭穴，每次按压2～3分钟，以产生酸胀感为宜。

2.先用艾条灸胃脘下俞穴10分钟；再双手握拳，用拇指关节按揉双侧胃脘下俞穴2分钟。

3.用拇指指端分别按揉两侧太溪穴，每穴每次按揉2～3分钟。

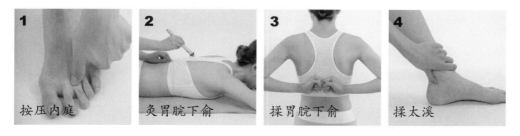

| 1 按压内庭 | 2 灸胃脘下俞 | 3 揉胃脘下俞 | 4 揉太溪 |

◎ 肾阴亏虚

【病因】肾阴亏虚，肾失濡养，开阖固摄失权所致。

【症状】尿频，尿量多，尿的颜色混浊，脸色开始发黑，口干舌燥，皮肤干燥，常觉得腰膝酸软，乏力，头晕耳鸣，有时睡觉会出汗，有时心烦失眠。

【治法】滋阴补肾，润燥止渴。

【中成药】六味地黄丸

【食疗方】枸杞田螺炒苦瓜

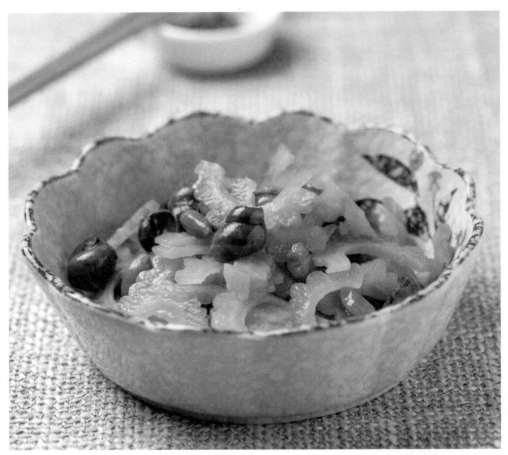

◆原料 苦瓜 300 克，枸杞子 10 克，田螺 30 克，盐、味精、植物油各少许。

◆做法 1. 苦瓜洗净，从中间剖开，去瓤切片；枸杞子、田螺分别洗净。

2. 油锅烧热，放入苦瓜、枸杞子、田螺，翻炒至熟，加盐、味精调味即可。

◆功效 滋阴清热，降血糖。对肾阴亏虚所致的糖尿病有食疗功效。

【中医外治法】刺激胃脘下俞穴、肾俞穴、太溪穴

●定位取穴

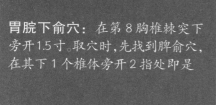
胃脘下俞穴：在第8胸椎棘突下旁开1.5寸。取穴时，先找到脾俞穴，在其下1个椎体旁开2指处即是

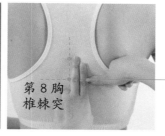
第8胸椎棘突

胃脘下俞穴

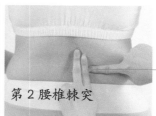
肾俞穴：在背部，第2腰椎棘突旁开1.5寸处。取穴时，先取肚脐对应的第2腰椎，再向旁边量取2横指即是

第2腰椎棘突

肾俞穴

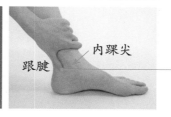
太溪穴：位于足内侧，内踝尖与跟腱之间的凹陷处即是

内踝尖

跟腱

太溪穴

●刺激方法

1.先用艾条灸胃脘下俞穴10分钟；然后双手握拳，用拇指关节按揉双侧胃脘下俞穴2分钟。

2.双手叉腰，以拇指指腹分别用力向下按压两侧肾俞穴各50次，以感觉胀痛为宜。

3.用拇指指端分别按揉两侧太溪穴，每穴按揉3分钟。

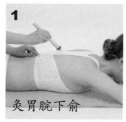
1 灸胃脘下俞

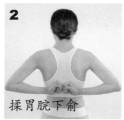
2 揉胃脘下俞

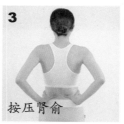
3 按压肾俞

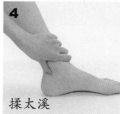
4 揉太溪

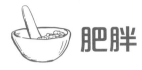 # 肥胖

◉ 胃热滞脾

【病因】胃火亢盛，食积气滞中焦，使脾失健运所致。

【症状】多食，消谷善饥，形体肥胖，脘腹胀满，心烦头昏，口干口苦，胃脘灼痛、嘈杂，得食则缓。

【治法】清泻胃火，佐以消导。

【食疗方】清炖白萝卜

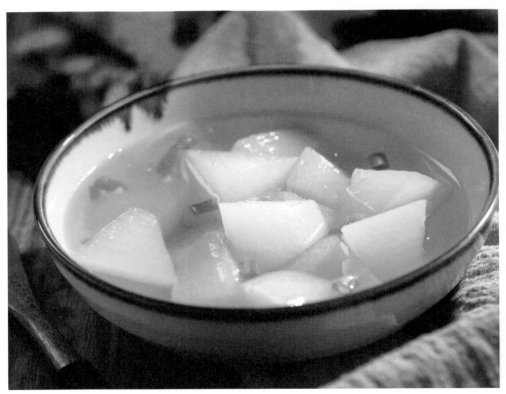

◆ 原料 白萝卜1根，葱花、盐、香油各适量。

◆ 做法 将白萝卜去皮，洗净，切滚刀块，加水炖至半透明，加盐调味，滴入香油，最后撒点葱花即可。

◆ 功效 清热生津，消食化滞。适宜胃热滞脾型肥胖患者调养食用。

【中医外治法】拔胃俞穴、天枢穴 + 按摩内庭穴

●定位取穴

胃俞穴：位于人体背部，第12胸椎棘突下，旁开1.5寸处。取穴时，肚脐对应的是第2腰椎棘突，向上再摸2个椎体就是第12胸椎棘突，其下旁开2指处即是

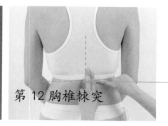

第12胸椎棘突

胃俞穴

天枢穴：脐中旁开2寸处。取穴时，从肚脐向两旁各量取2横指（拇指），与肚脐平齐处即是

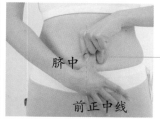

脐中

前正中线

天枢穴

内庭穴：位于足背，第2、3趾缝间的纹头处，按压有酸胀感

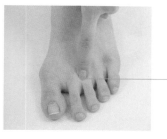

内庭穴

●拔罐 + 按摩方法

1.在胃俞穴、天枢穴处局部消毒，用镊子夹住酒精棉球，或用纸卷成筒条状，点燃后在火罐内壁中绕1～2圈，或稍做短暂停留后迅速退出，并及时将罐扣在选取的穴位上，即可吸住。留罐20～25分钟。隔日1次，10次为1个疗程。

2.用拇指指端按揉内庭穴，每穴每次按揉2～3分钟。

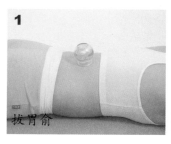
拔胃俞

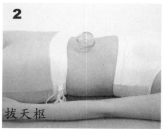
拔天枢

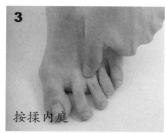
按揉内庭

◎ 痰湿内盛

【病因】脾失健运，痰湿瘀阻，经络不通所致。

【症状】形体肥胖，身体沉重，肢体困倦，或伴脘痞胸满，或伴头晕，口干而不欲饮，大便稀少或多日不排。

【治法】化痰祛湿。

【食疗方】茯苓陈皮花茶

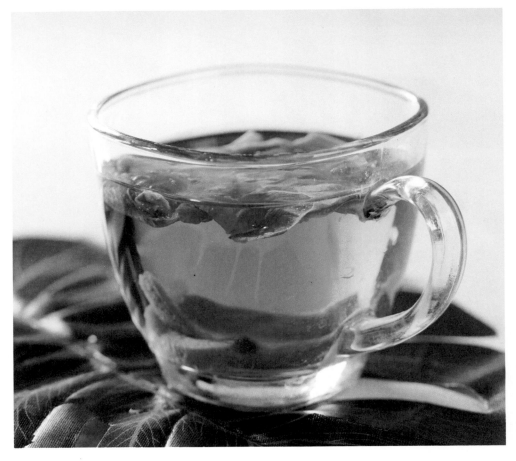

◆原料 茯苓5克，陈皮2克，花茶适量。

◆做法 1. 将茯苓、陈皮水煎20分钟。

2. 把花茶放入杯中，用药汁冲泡，加盖闷泡5分钟即可。

◆用法 代茶频饮，每日1剂。

◆功效 健脾益气，祛湿化痰。可有效改善痰湿内盛所致的肥胖。

【中医外治法】艾灸中脘穴、丰隆穴、足三里穴

中脘穴为胃的募穴，又为腑会之所，脾胃互为表里，同为后天生化之本，共同协作以化体内水湿，因此，经常艾灸中脘穴能够温中散寒、健脾祛湿、和胃理气。足三里穴是足阳明胃经的合穴，艾灸这个穴位可以增强脾胃功能，补中益气、扶正祛邪。丰隆穴属于胃经的络穴，又联络脾经，艾灸此穴能同时调理脾胃两大脏腑，起到祛湿化痰、保护脾胃之功效。如果你是由痰湿内盛所致的肥胖，就可以通过艾灸这三个穴位来化痰祛湿、减肥瘦身。

●定位取穴

中脘穴： 位于腹部前正中线上，脐中上4寸。取穴时，胸骨下端和肚脐连接线中点处即是	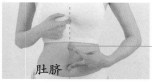 肚脐 中脘穴
丰隆穴： 位于小腿前外侧，外踝尖上8寸，条口穴外1寸，距胫骨前缘1.5寸。取穴时，正坐屈膝，先找到外膝眼与外踝尖连线的中点，再找到胫骨前缘外侧2横指，和刚才那个中点平齐的地方即是	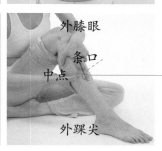 外膝眼 条口 中点 外踝尖 丰隆穴
足三里穴： 位于外膝眼下3寸，胫骨外侧约1横指处。取穴时，弯腰，将同侧手的虎口围住髌骨的外上缘，其余4指向下，中指指尖处即是	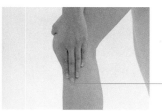 足三里穴

● 艾灸方法

点燃艾条，置于穴位上方2～3厘米处施灸，至局部感觉温热为宜，每穴每次灸15分钟，每日或隔日1次，10次为1个疗程。

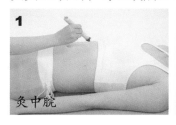
灸中脘

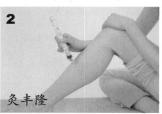
灸丰隆

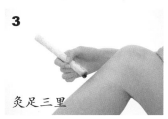
灸足三里

◎ 脾虚湿盛

【病因】脾气虚弱，运化失健，水湿停于体内所致。

【症状】肥胖臃肿，神疲乏力，肢体困重，胸闷脘胀，四肢轻度水肿，晨轻暮重，劳累后明显，便溏或便秘。

【治法】健脾益气，渗湿利水。

【食疗方】扁豆苓术莲藕汤

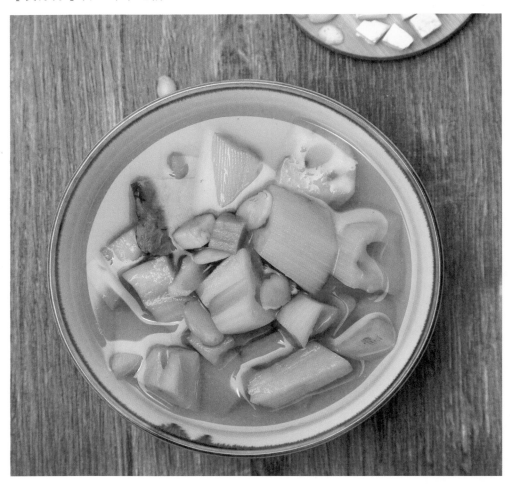

◆原料 白扁豆50克，茯苓、白术各20克，莲藕300克，盐适量。

◆做法 1. 白扁豆、茯苓、白术分别洗净；莲藕去皮，洗净，切块。

　　　　2. 上述材料一起放入锅中，加入适量清水煲成汤，加盐调味即可。

◆功效 健脾益气，祛湿利水。可有效改善脾虚湿盛所致的肥胖。

【中医外治法】按摩中脘穴、足三里穴、水分穴

中脘穴有健脾益气、降逆利水的功效。足三里穴可调节脾胃功能。水分穴具有分流水湿、通调水道的作用，对治疗脾虚水肿、祛除湿邪有特效。

●定位取穴

中脘穴：位于腹部前正中线上，脐中上4寸。取穴时，胸骨下端和肚脐连接线中点处即是

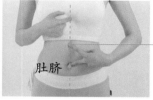

中脘穴

肚脐

足三里穴：位于外膝眼下3寸，胫骨外侧约1横指处。取穴时，弯腰，将同侧手的虎口围住髌骨的外上缘，其余4指向下，中指指尖处即是

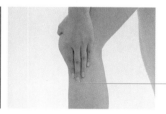

足三里穴

水分穴：位于上腹部，前正中线上，当脐中上1寸。取穴时，从肚脐向上量取1拇指的宽度即是

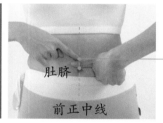

水分穴

肚脐

前正中线

●按摩方法

1.用食指和中指的指腹按揉中脘穴2～3分钟。

2.用拇指指端分别按揉两侧足三里穴，每穴每次按揉2～3分钟。

3.食指、中指并拢，用指腹按压水分穴2分钟。

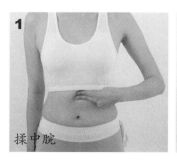

揉中脘

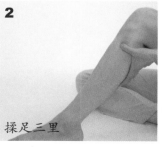

揉足三里

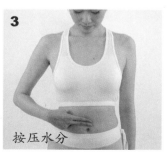

按压水分

艾灸中脘穴、足三里穴、气海穴

中脘穴和足三里穴都是强健脾胃的要穴，艾灸它们可以健脾和胃、补中益气、扶正祛邪。气海穴是任脉上的重要穴位，有培补元气、益肾固精、补益回阳之功效。

●定位取穴

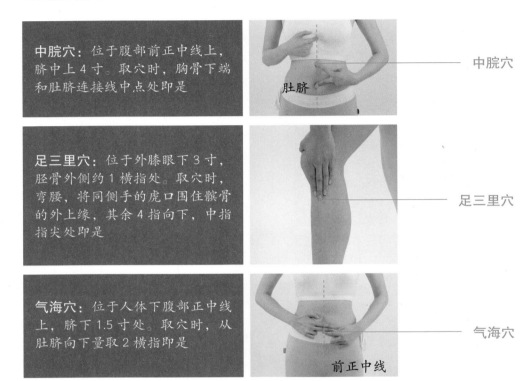

中脘穴：位于腹部前正中线上，脐中上4寸。取穴时，胸骨下端和肚脐连接线中点处即是

肚脐

中脘穴

足三里穴：位于外膝眼下3寸，胫骨外侧约1横指处。取穴时，弯腰，将同侧手的虎口围住髌骨的外上缘，其余4指向下，中指指尖处即是

足三里穴

气海穴：位于人体下腹部正中线上，脐下1.5寸处。取穴时，从肚脐向下量取2横指即是

气海穴

前正中线

●艾灸方法

用艾条分别灸中脘穴、足三里穴和气海穴，距穴位处2～3厘米，使皮肤略微有灼热感为宜。艾灸过程中，可适时调整艾条和皮肤的距离。每次灸20～30分钟，隔日1次，10次为1个疗程。

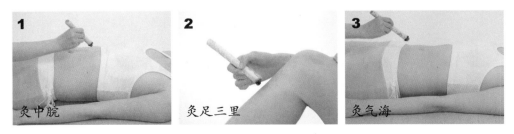

1 灸中脘

2 灸足三里

3 灸气海